100세까지 걸으려면
발꿈치를 단련하라

틈날 때마다 10초 발건강법

100세까지 걸으려면 발꿈치를 단련하라

– 틈날 때마다 10초 발건강법

초판 인쇄 2025년 3월 5일
초판 발행 2025년 3월 15일

지은이 | 미나미 마사코　　　옮긴이 | 차경숙
펴낸이 | 김태화　　　　　　　펴낸곳 | 파라사이언스 (파라북스)
기획편집 | 전지영　　　　　　디자인 | 김현제

등록번호 | 제313-2004-000003호　등록일자 | 2004년 1월 7일
주소 | 서울특별시 마포구 와우산로29가길 83 (서교동)
전화 | 02) 322-5353 팩스 | 070) 4103-5353

ISBN 979-11-88509-86-7 (03510)

* 값은 표지 뒷면에 있습니다.
* 파라사이언스는 파라북스의 과학 · 건강 관련 전문 브랜드입니다.

100세까지 걸으려면
발꿈치를 단련하라

미나미 마사코 지음 · 차경숙 옮김

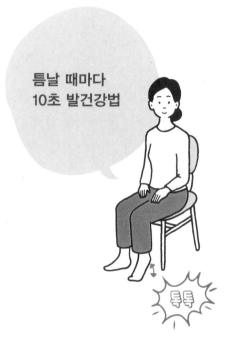

틈날 때마다
10초 발건강법

툭툭

파라사이언스

100년 걸을 수 있는 몸,
'발꿈치'가 99% 책임진다

 골절, 낙상, 관절질환, 장기간 병상생활을 예방하자!

최근 들어 '장시간 앉아 있는 생활'이 건강에 미치는 영향이 자주 거론됩니다. 몇 시간씩 계속 앉아 있으면 허리와 다리가 약해지고 온몸에 나쁜 영향을 끼친다는 것입니다. 그래서 많은 매체는 주로 사무직 직장인들을 위한 대책을 소개합니다. 사무실에서 실천할 수 있는 운동법이 주를 이룹니다. 하지만 저는 60대 이후의 '장시간 앉아 있는 생활'이야말로 더 심각한 문제라고 생각합니다. 이 문제는 젊은 세대 못지않게, 아니 그 이상으로 논의되고 대책이 마련되어야 합니다.

지난 일주일을 떠올려 보세요. 집 안에서 오랜 시간 가만히 앉아 있었던 적은 없으셨나요? TV를 몇 시간 동안 같은 자세로 보고 있었던 적은요? 그랬다면 이는 흔히 보는 장시간 앉아 있는 생활의 대표적인 모습입니다.

이러한 생활을 계속하면 근육이 약해지고 관절이 뒤틀리며, 올바른 자세를 유지하기가 점점 어려워집니다. 그 결과, 침대에서 일어나거나 의자에서 일어설 때 균형을 잃고 넘어질 위험이 커집니다. 특히 60대 이후에는 뼈가 약해져 넘어질 경우 골절 위험이 더욱 높아집니다. 골절을 한번 겪으면 장기간 병상생활로 이어질 가능성이 크고, 이로 인해 심리적 충격을 받는 경우도 적지 않습니다.

60대 이상의 분들이 앞으로도 건강하고 활기찬 삶을 이어가기 위해서는 먼저 '올바른 자세로 서는 연습'을 시작해야 합니다. 이는 근육과 관절을 강화하는 데 도움을 줄 뿐 아니라, 낙상을 예방하고 신체균형을 유지하는 데 중요한 역할을 합니다.

하지만 매일 대부분의 시간을 앉아서 보내는 사람이 갑자기 일어나 운동을 시작하면 오히려 넘어지거나 골절될 위험이 있습니다. 건강한 몸을 만들어 오래 걸으려면, 당장 중요한 것은 앉은 상태에서 뼈와 근육을 단련하는 것입니다. 이 점에서 주목할 만한 부위가 바로 '발꿈치'입니다. 발꿈치는 과도한 좌식생활을 하는 현대인들이 가장 먼저 정돈해야 할 부위입니다.

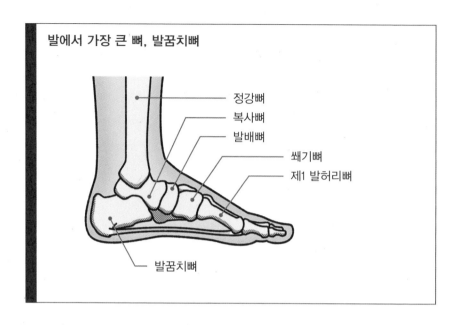

발에서 가장 큰 뼈, 발꿈치뼈

정강뼈
복사뼈
발배뼈
쐐기뼈
제1 발허리뼈
발꿈치뼈

 12만 명을 시술한 결과,
잘 걷지 못하는 사람들의 발꿈치는 말랑말랑하고 약하다

운동에 진심인 사람을 제외하고 일반적인 사람들의 발꿈치를 만져보면, 표면은 까칠하지만 내부는 푹신푹신한 경우가 많습니다. 특히 최근 자주 넘어지거나 발이 자주 걸리는 사람들은 이러한 경향이 더욱 두드러집니다. 이는 발꿈치의 근육이 충분히 발달하지 않았음을 의미합니다.

발꿈치는 주택에 비유하자면 '지반'과 같습니다. 지반이 푹신하고 약하면 집의 무게를 견디지 못해 기울거나 가라앉게 됩니다. 집이 기울면 문을 열지 못하거나 외벽에 금이 가는 등 건물에 악영향을 미칩니다.

발꿈치도 마찬가집니다. 발꿈치가 약하고 말랑말랑하면 몸의 무게를 제대로 지탱하지 못해, 무릎과 고관절이 뒤틀리고 등이 굽고 머리를 지탱하기가 어려워집니다. 언제 넘어져도 이상하지 않은 불안정한 자세로 서게 되는 것입니다. 불안정한 자세는 혈액과 림프의 흐름을 방해하고 호흡을 어렵게 하는 등 여러 부작용을 초래할 수 있습니다. 그러므로 건강한 몸을 위한 첫걸음은 반석과 같은 발꿈치를 만드는 것입니다! 이것이 당장 '발꿈치 운동'을 시작해야 하는 이유입니다.

 지팡이 없이 걷게 되었다! 자세가 좋아졌다! 건강해졌다! 계속해서 변화가 일어난다

저는 지금까지 건강과 미용에 관한 책을 40권 이상 출판하고 12만 명 이상의 분들에게 시술했습니다. 책을 읽고 운동을 해본 분들 중에는 "이건 정말 대단하다!"며 효과를 실감하고 직접 살롱에 찾아오시는 분들도 있습니다. 독자들에게 오랜 신체적 고민이 해결되었다는 이야기를 들을 때마다 '열심히 일한 보람이 있구나' 하는 마음이 듭니다.

이번 책은 앉아서 할 수 있는 운동을 핵심으로 다루고 있습니다. 그래서 담당 편집자와 많은 상의를 거쳐 '누구나 쉽게 할 수 있고 효과적이면서 간단한 운동'에 집중했습니다. 평생 통증 없이 건강하게 살기 위해, 발꿈치부터 시작해 몸의 뒤틀림을 바로 잡아 봅시다.

차례

Intro
'발꿈치 톡톡 운동'의 놀라운 효과

Chapter 1
왜 발꿈치가 중요할까요?

| Chapter 2

발꿈치 톡톡 운동

'발꿈치 톡톡 운동'의
놀라운 효과

'발뒤꿈치 톡톡 운동'은

단 10초, 톡톡 치면 됩니다.

언제 어디서든

손쉽게 할 수 있는

발뒤꿈치 운동의 효과와

직접 체험한 분들의 경험담을

알아보아요.

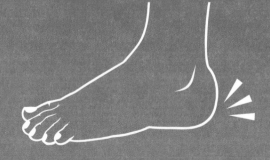

'발뒤꿈치 톡톡 운동'의 놀라운 건강 효과!

01

다리 힘 세진다!

발꿈치를 단련하면 발바닥 아치가 안정되면서 근력이 강화됩니다. 그러면 발목관절이 유연해지고 경직된 발등도 풀어져, 오래 걸어도 쉽게 피곤해지지 않는 발이 됩니다. 결국, 무리 없이 오래 걸을 수 있게 됩니다.

02

넘어지지 않는다!

발꿈치의 틀어짐이 바로잡히면, 발목관절, 무릎관절, 고관절의 틀어짐까지 함께 정돈됩니다. 결국, 앞이나 뒤로 기울어진 골반도 자연스러운 위치로 돌아와 시야가 넓어지고, 넘어질 위험이 줄어듭니다.

03

뼈가 강화된다!

발꿈치에 진동이 가해지면 발꿈치뼈뿐만 아니라 온몸에 있는 200개 이상의 뼈가 연동되어 움직입니다. 이 자극이 온몸의 뼈로 전달되면서 뼈의 신진대사(골대사)가 촉진되고 골밀도가 높아집니다.

04

자세가 좋아진다!

발바닥의 근육이 강해지면 종아리 근육이나 허벅지 뒤쪽 근육 같은 항중력근이 잘 작동합니다. 그 결과, 상체인 등과 목도 올바른 자세를 유지하게 되어 거북목과 굽은 등이 교정되고 복부 근육도 발달하게 됩니다.

05

숙면을 취할 수 있다!

관절이 유연해지고 정돈되며, 림프와 혈액순환이 원활해져 몸이 쉽게 피로해지지 않습니다. 그 결과, 자기도 모르게 자주 졸았던 낮잠이 줄어들고 밤에는 깊은 잠을 잘 수 있게 됩니다.

06

면역력이 향상된다!

발꿈치부터 발바닥까지 정돈되면 상체의 자세도 개선되고 혈액순환이 원활해져 몸이 따뜻해집니다. 폐가 확장되어 신선한 산소가 깊게 전달되고, 혈액이 맑아지며 백혈구가 증가해 면역력이 향상됩니다.

07

신진대사가 향상된다!

발꿈치가 정돈되면 하반신과 상반신이 연동되어 림프와 혈액순환이 개선되고, 신진대사가 향상됩니다. 그러면 과체중을 방지되고, 피부에 윤기가 돌아 기분 좋게 젊어지는 효과도 얻을 수 있습니다.

08

연하 장애 방지 효과!

발꿈치 단련으로 거북목과 굽은 등이 개선되면, 등쪽 견갑골이 내려가고 가슴이 올라갑니다. 그 결과, 상반신의 비대칭이 바로잡히고 견갑골–목뿔뼈 근육도 강화됩니다. 그러면 죽을 때까지 자기 힘으로 먹기가 가능해지죠.

09

치매 예방 효과!

억지로 자세를 정돈하려는 에너지가 필요 없어지고, 어지러움이 사라지고 피로도 줄어들어 뇌가 활발하게 기능하게 됩니다. 그러면 의욕이 생기고 활동적인 생활을 하게 됩니다. 이러한 변화는 치매 예방에도 도움이 됩니다.

단 10초!
톡톡 치면 되는 '발꿈치 톡톡 운동'

'발꿈치 톡톡 운동'은 앉은 채로 발바닥을 바닥에 붙이고, 발꿈 치로 '톡톡' 소리를 내며 바닥을 두드리는 동작의 운동입니다. 이 운동은 발바닥 근육과 발뒤꿈치부터 전신의 뼈까지 단련시키고, 굳은 발등을 풀어 다리 비대칭을 교정합니다.

발뒤꿈치 톡톡 운동으로 하반신이 정돈되면, 그 효과가 상반신 까지 연동되어 평생 걸을 수 있는, 넘어지지 않는 몸을 만들 수 있습니다. 앉아서 할 수 있는 운동이라, 외출 시 휠체어를 자주 이용하는 분들도 '자력으로 걷는 것이 불가능하다'고 생각하기 전 에 한 번 시도해 보시는 건 어떨까요?

또 하나 추천하고 싶은 것은 인공 고관절 치환 수술 등의 수술 전 준비나 수술 후 재활치료에 활용하는 방법입니다. 수술 후 회 복이 빨라지고 병실에서도 할 수 있습니다.

간단한 운동이지만 직접 해보면, 몸이 점차 정돈되고 근육이 탄탄해지며 체력이 회복되는 것을 느낄 수 있을 것입니다.

언제 어디서든 손쉽게
'발뒤꿈치 톡톡 운동'

■ **장소를 가리지 않는다.**

의자나 침대, 앉아서 할 수 있다!
책상에서 일하면서도 할 수 있다!

■ **부상의 위험이 없다.**

앉아서 할 수 있어 안전하다!
넘어져서 다칠 걱정이 없다!

■ **몸의 토대가 단단해진다.**

몸의 토대가 단단히 정돈된다!
넘어지지 않고 걷는 몸이 된다!

■ **온몸에 좋은 영향을 미친다.**

자극이 뇌로 전달되고, 그 진동 효과로
뼈, 관절, 근육이 차근차근 정돈된다!

■ **뼈가 튼튼해진다.**

뼈가 강화된다!
골다공증 예방에도 효과적이고
골절이 잘 안 되는 몸이 된다!

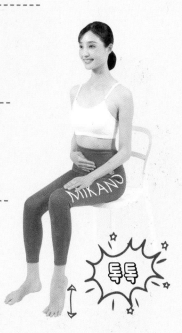

5년 전까지 지팡이를 짚고 다녔다는 게 믿기지 않아요!
지금은 2시간 동안 춤을 출 수 있어요!

– 아리사와 케이코(有澤圭子), 70세

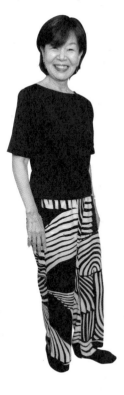

온몸의 혈액 순환이 좋아져서
머리카락도 풍성하고
윤기가 생겼어요! 그토록 동경하던
숏 커트도 시도해 봤답니다.

40대부터 고관절이 나빠져서 심한 통증에 시달리다 60대에 한쪽 다리를 인공 고관절 수술을 받았습니다. 수술 후 조금은 좋아졌지만, 다리 길이의 불균형으로 지팡이 없이는 걷지 못하게 되었죠. 더 이상 참을 수 없을 만큼 고통스러운 시간을 보내고 있을 때, 마지막 희망으로 미나미 선생님의 살롱을 방문하게 되었습니다.

**톡톡 치는 것만으로
몸이 따뜻해지고,
고관절 통증도 사라졌어요!**

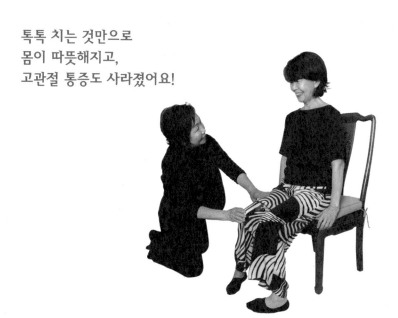

　발바닥이나 온몸을 정돈하는 시술을 받거나 발꿈치와 무릎 관절, 고관절을 정돈하는 간단한 운동을 배웠습니다. 그랬더니, 정말 놀랐어요……. 고관절 통증이 완전히 사라졌고, 걷는 방법이 개선되어 이제는 지팡이 없이 걸을 수 있게 되었습니다. 지금은 생활이 완전히 달라져 먼 곳까지 물건을 사러 갈 수 있습니다. 얼마 전에는 유람선 여행에서 2시간 동안 댄스파티에 참가했어요. 매일 잠들기 전에 TV를 보며 발뒤꿈치를 톡톡 치고 있습니다.

'발뒤꿈치 톡톡 운동'으로 오랫동안 앓아온 저림 증상이
개선되었어요! '발의 중요성'을 깨달았어요!

– 켄모치 유미코(劍持由美子), 77세

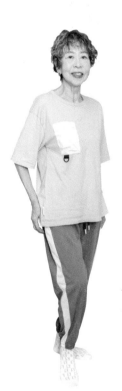

주얼리 디자이너로서의 일과
취미인 여행을 앞으로도 계속하고
싶어요! 매일 아침 '발뒤꿈치 톡톡 운
동'을 하고 있습니다. ♪

선생님의 체형교정을 받은 후, 20년 지속된 지
병으로 인한 저림 증상이 개선되었고, 이후로
오랫동안 선생님의 살롱을 다니고 있습니다.
살롱에서는 시술뿐만 아니라 저림 증상을 없애
기 위해 꼭 해야 한다고 권하는 것이 바로 '발꿈
치 톡톡 운동'이었습니다. 그때부터 매일 아침 침
대에서 일어나면서 발꿈치 톡톡 운동을 하고 있습
니다. 발도 부드럽게 잘 움직여요!

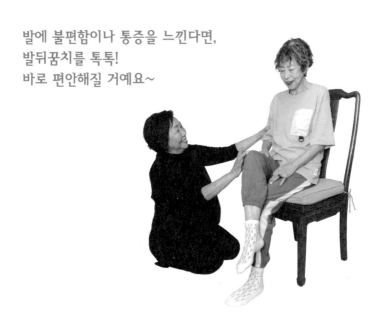

발에 불편함이나 통증을 느낀다면,
발뒤꿈치를 톡톡!
바로 편안해질 거예요~

그러던 제가 며칠 전 사고로 새끼발가락이 골절되었습니다. 깁스는 풀렸지만, '비록 새끼발가락일지라도 발가락을 골절하면 걸을 때 균형이 무너진다'는 것을 다시 한 번 깨달았습니다. 평소 선생님의 지도 덕분에 좋은 자세에 익숙해져 있기 때문인지도 모릅니다. 언제까지나 활동적으로 지내기 위해서라도 '발'이 정말 중요하다는 것을 실감했습니다. 이렇게 스스로 깨닫게 되면 자연스럽게 '몸에 좋은 습관'을 실천하게 됩니다.

2주간의 병상생활 후, 걸어서 퇴원!
건강하게 장수하는 비결은 '좋은 자세'입니다.

– 고바야시 사카에(小林栄), 89세

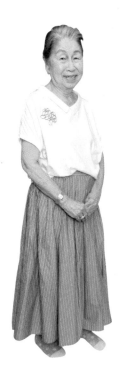

넘어져 척추 압박골절을 당했지만,
수술 후에는 등이 굽지 않고
제 힘으로 걸어서 퇴원했습니다.

반년 전, 가구를 옮기다 넘어져 척추 압박골절을 당했습니다. 골다공증으로 뼈가 약해져 있는 상태에서 넘어져 충격을 받았으니, 척추뼈가 납작하게 찌그러져 눌러앉았다고 했습니다. 아주 조금만 움직여도 뼈가 위아래로 들썩거리는 것이 느껴지고 허리와 등, 골반에 극심한 고통이 따랐습니다.

발바닥을 바르게 두고
등을 곧게 펴는 올바른 자세야말로
장수와 건강의 비결~

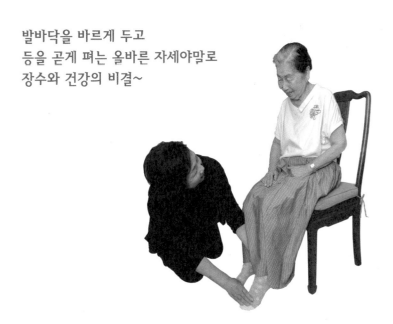

수술하고 입원해 있는 동안 선생님의 지도를 받으며 회복했습니다. 그리고 놀랍게도 퇴원할 즈음에는 등이 굽지 않고 펼 수 있었습니다. 물론 제힘으로 걸어서 퇴원했고요.

금속공에 지도자라는 직업 특성상 장시간 앉아 있을 때가 많은데, 늘 발바닥을 바르게 두고 앉으며 등을 곧게 펴고 있습니다. 올바른 자세야말로 장수와 건강의 비결일지도 모릅니다. 발도 부드럽게 잘 움직여요!

뒤틀리지 않고 굳지 않은 유연한 관절들이
제 삶의 보람을 지탱해주고 있어요!

– 오치아이 쿠미코(落合久美子), 78세

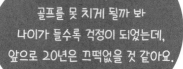

골프를 못 치게 될까 봐
나이가 들수록 걱정이 되었는데,
앞으로 20년은 끄떡없을 것 같아요.

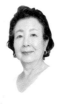

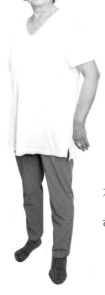

남편과 저는 같은 취미를 가지고 있어요. 골프를 치는 거죠. 한 달에 한 번은 함께 숙박하며 골프를 치러 가기도 합니다. 첫날은 하프 라운드, 둘째 날은 풀 라운드를 하죠. 골프는 많이 걷는 운동이라 통증 없는 발을 만드는 것이 중요합니다. 게다가 잘 움직이는 관절도 필수입니다. 관절이 유연하면 퍼팅도 잘 들어가요.

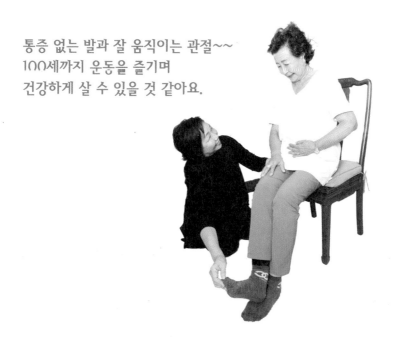

통증 없는 발과 잘 움직이는 관절~~
100세까지 운동을 즐기며
건강하게 살 수 있을 것 같아요.

나이가 들면서 발에 피로감을 느끼거나 허리나 무릎이 아픈 날
이 생기기 시작했어요. 아주 심한 것은 아니지만 골프를 못하게
될까 봐 걱정이 되었죠. 그래서 선생님의 지도를 받으면서 꾸준
히 발꿈치 운동을 하고 있습니다. 바른 자세를 유지하기 위한 노
력도 하고요. 이제 곧 80세가 되겠지만, 앞으로 20년은 끄떡없을
것 같아요.

무리하지 않고 자신의 페이스에 맞춰 실천하니,
멋내기나 취미를 즐길 수 있게 되었어요!

– 이나무라 카오루(稻村薰), 76세

"너무 진지하게 하지 마세요."
선생님이 해주신 말처럼
삶에는 다른 길이 많더라고요.

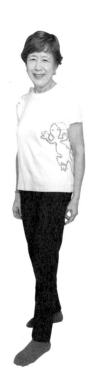

저는 운동을 좋아합니다. 달리기도 좋아하고 테니스도 아주 좋아합니다. 오랫동안 달리고 공을 치며 즐겁게 살았습니다. 그런데 갑자기 그 좋아하는 운동을 할 수 없게 되었습니다. 충격이 무척 컸습니다. 낙담하고 있을 때, 선생님을 만났습니다. 그리고 그때 해주신 말씀이 지금도 선명하게 기억납니다. "너무 진지하게 하지 마세요."

운동을 생활습관에 추가하면서
자신감을 되찾았습니다.
예전처럼 즐겁게 살고 있죠!

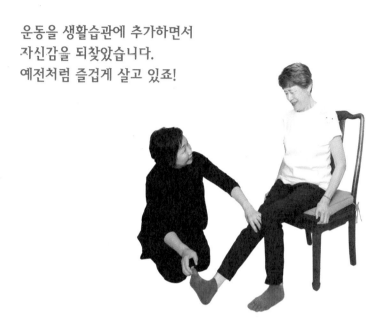

그 후 조금씩 생활습관에 발꿈치 톡톡 운동을 추가하면서 자세를 바로잡고 근육을 키웠습니다. 이제는 바른 자세로 설 수 있고 자신감도 되찾았습니다. 아직 예전과 같은 격한 운동은 못 하지만, 예전처럼 멋을 내거나 다른 취미를 즐기면서 미처 몰랐던 즐거움을 느끼고 있습니다.

Chapter 1

왜 발꿈치가 중요할까요?

도대체 발꿈치가

다른 뼈와 어떤 점이 다르고,

어디에 주목해야 하는 걸까요?

먼저 발꿈치가 대단한 이유와

그 작동 원리,

발꿈치를 단련함으로써

몸에 일어나는 변화를

알아봅시다.

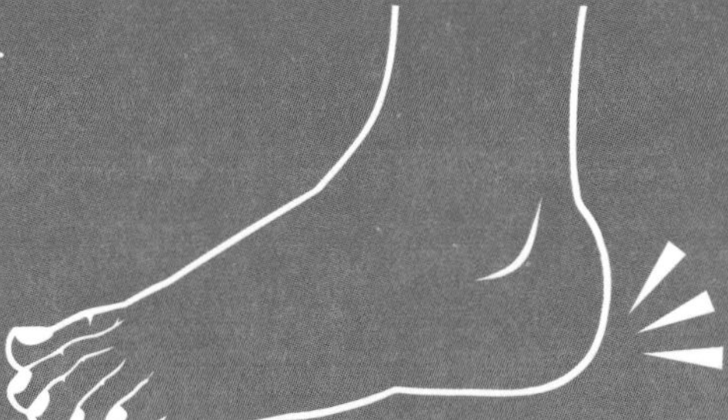

누워만 지내는 노후,
자유롭고 행복한 노후

최근 TV나 잡지에서는 60대, 70대, 80대를 위한 '풍요롭고 의미 있는 라이프스타일' 특집 기사를 자주 볼 수 있습니다. 과거에는 정년퇴직이나 자녀양육이 끝난 후, '이제부터는 천천히 여유롭게 지내고 싶다'는 꿈을 꾸는 사람이 많았습니다. 그때는 그것이 꿈이었죠. 그러나 이제는 100세까지 사는 것이 더 이상 특별하지 않게 되면서, 취미에 몰두하거나 활발한 활동을 꾸준히 계속하면서 인생을 마음껏 즐기고 싶다는 사람들이 점점 늘어나고 있습니다.

하지만 아무리 이상적인 노후 계획을 세워도 병에 걸리거나 병상에 누워 있는 기간이 길어지면 모든 계획이 무산되고 맙니다. 2019년 조사에 따르면, 일본인의 평균수명은 남성 81.41년, 여성 87.45년이었습니다. 하지만 건강하게 생활할 수 있는 기간인 '건강수명'은 남성 72.68년, 여성 75.38년로, 평균수명보다 약 10년이 짧았습니다. ▪

건강수명은 '건강상의 문제 없이 일상생활을 무리 없이 할 수 있는 기간'을 뜻합니다. 그러니까 생의 마지막 9~12년 정도는 타인의 도움이나 고도의 의료 지원 없이는 일상생활을 이어가기 어려운 사람들이 많다는 것입니다.

■ 한국의 경우, 통계청 자료를 보면 한국의 경우 2021년 기준으로 기대수명(평균수명 또는 0세의 기대여명)은 여성이 86.6년, 남성이 80.6년이고, 건강수명은 여성이 74.1년, 남성은 70.7년입니다. 유병 기간을 나타내는 기대수명과 건강수명의 차이는 대략 여자는 12년, 남자 10년입니다. 그러니까 한국인은 대략 65년 동안 건강하게 지내고 약 10~12년 동안 골골거린다는 것입니다. ― 역자주

그렇다면 어떻게 하면 생을 마감하는 순간까지 스스로 서고 걷는 삶을 유지하며, 자신다운 나날을 보낼 수 있을까요? 그 해답은 '돌봄이 필요한 주요 원인' 통계(다음 쪽)에서 찾을 수 있습니다. 이 통계에 따르면, '골절, 낙상, 고령에 의한 쇠약, 관절질환'을 합하면 돌봄의 원인 중 35% 이상을 차지합니다.

결국 '관절의 통증 없이 튼튼하고 넘어지지 않는 몸을 만드는 것'이 장기간 병상에 누워 지내는 것을 피하고 건강수명을 늘리는 데 핵심이라고 할 수 있습니다.

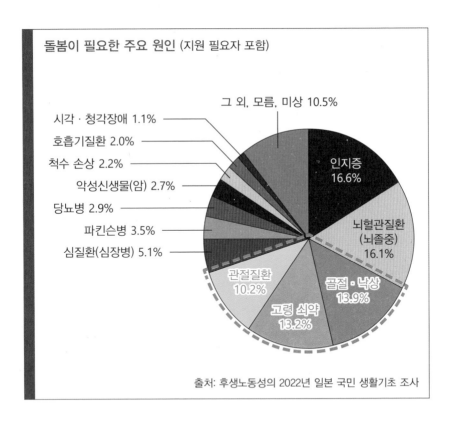

돌봄이 필요한 주요 원인 (지원 필요자 포함)

그 외, 모름, 미상 10.5%

시각 · 청각장애 1.1%

호흡기질환 2.0%

척수 손상 2.2%

악성신생물(암) 2.7%

당뇨병 2.9%

파킨슨병 3.5%

심질환(심장병) 5.1%

인지증 16.6%

뇌혈관질환 (뇌졸중) 16.1%

골절 · 낙상 13.9%

고령 쇠약 13.2%

관절질환 10.2%

출처: 후생노동성의 2022년 일본 국민 생활기초 조사

코로나 팬데믹의 영향,
활동량 감소와 근력의 약화

  죽을 때까지 스스로 걷고, 활동적인 삶을 유지하기 위해서는 '관절의 통증 없고 튼튼하며 넘어지지 않는 몸'을 만드는 것이 중요합니다. 그러나 최근 이런 건강한 몸만들기를 위협하는 큰 변화가 있었습니다. 바로 코로나19입니다.

  신종 코로나바이러스의 확산으로 우리의 생활은 크게 바뀌었습니다. 코로나 팬데믹 기간 외출을 자제하라는 정부의 지침이 내려지면서 집에서 오랜 시간 가만히 지내는 분들이 많았을 것입니다. 그 영향으로 코로나19 이후, '다리가 무거워져 걷기가 힘들다'거나 '기립성 어지럼증을 자주 느낀다'는 분들이 제 살롱을 찾는 경우가 부쩍 늘었습니다.

  외출이나 운동 기회가 줄어들어 활동량이 감소하면, 목과 등의 균형을 유지하기가 어려워집니다. 이는 근육이 약해지면서 무거운 머리(약 5~6kg)를 제대로 지탱하지 못하게 되기 때문입니다.

머리의 무게를 이기지 못하면 머리가 앞으로 기울어지고, 점차 목과 어깨도 앞으로 나가게 됩니다. 결국 거북목이 생기고 몸 전체가 앞으로 쏠리며 균형이 무너질 위험이 커집니다. 균형이 맞지 않는 자세로 걸으면, 상체의 무게가 계속 앞으로 쏠려 발이 걸리거나 넘어지기 쉬워집니다.

또한 발바닥에는 뇌에 올바른 자세를 전달하는 센서(신경전달물질)가 있습니다. 발바닥 근막이 충분히 발달하지 않으면, 뇌로의 전달이 원활하지 않아 일어날 때 머리의 위치를 어디에 둬야 할지 몸이 잠시 혼란스러워합니다. 이로 인해 머리가 흔들리며 불안정해지고 결국 기립성 어지러움이 발생하는 것입니다.

발이 걸려 넘어져 상처를 입거나 뼈가 부러지는 등의 일이 생길 수도 있습니다. 그러면 결국 누워 지내는 생활로 이어질 수 있습니다. 또 침대에서 일어나려 할 때 비틀거리며 균형을 잃고 넘어지거나 뼈가 부러질 위험도 있습니다. 뼈가 부러지지 않더라도 "그동안 아무 문제 없이 걸을 수 있었는데 쉽게 넘어진다"거나 "일어나는 것조차 힘들어졌다"고 느끼면, 약해진 자신에 대해 실망하고 우울해지는 경우가 많습니다.

하지만 제가 여러분께 말씀드리고 싶은 것은, 이런 상황을 피하기 위해서 고강도 훈련은 필요하지 않다는 것입니다. 중요한 것은 머리를 지탱할 수 있는 올바른 자세를 유지하는 것입니다. 이를 위해 간단한 운동이나 생활습관의 점검만으로도 충분합니다. 지금부터 우리 함께 넘어지지 않고 비틀거리지 않는 몸을 만들어 봅시다.

평생 걸을 수 있는 몸, 중요한 것은 발꿈치

'계속 걸을 수 있는 튼튼한 몸을 만든다'고 하면, 많은 사람이 "좋아! 하체를 강화해야지!" 하며 허벅지나 종아리 근육을 키우기 위해 무작정 하체 훈련을 시작하지만, 이는 큰 오해입니다! 서 있을 때나 걸을 때 올바른 자세를 유지하는 것이 바로 건강하게 오래 걷는 비결입니다.

발꿈치는 우리 몸을 지탱하는 토대와 같습니다. 이 토대가 뒤틀리면, 뼈와 관절이 어긋나면서 온몸의 균형이 빠르게 무너집니다. 그렇게 되면 몸을 지탱하기 위해 불필요한 근육을 계속 사용하게 되어, 그냥 서 있는 것만으로도 피곤해지기 마련입니다.

그런데 발(한쪽 발)에는 몇 개의 뼈가 있을까요? 모두 33개입니다. 의외로 많은 숫자죠. 발의 뼈는 각각 관절로 연결되어 있으며, 발등 쪽에도 뼈를 연결하는 관절이 있어 본래는 자유롭게 움직일 수 있는 것입니다. 그러나 현대인의 발은 뻣뻣하게 굳어져 있어 발의 각 부분이 따로따로 움직이지 못하는 경우가 많습니다. 특히 발 중앙에 있는 중족골이 굳어 있는 경우가 많습니다.

예전 사람들은 맨발로 생활했기 때문에 긴 거리를 무리 없이 걸을 수 있었습니다. 하지만 신발이 등장하면서 본래 움직여야 할 관절들이 고정된 채 걷게 되었고, 그로 인해 발과 다리의 힘이 약해져 장시간 걷는 것이 어려워졌습니다. 반대로 말하자면, 발꿈치라는 토대를 안정시키고 발의 관절을 부드럽게 만들면, 본래의 튼튼한 다리와 허리를 되찾을 수 있으며 다리의 힘도 향상될 수 있죠.

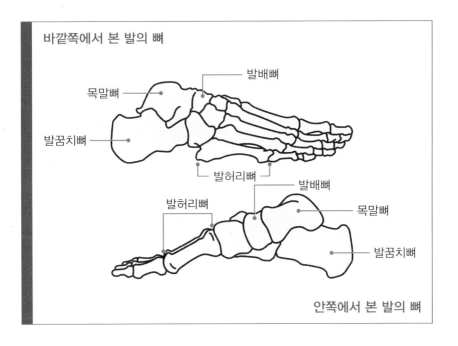

바깥쪽에서 본 발의 뼈

발배뼈

목말뼈

발꿈치뼈

발허리뼈

발허리뼈

발배뼈

목말뼈

발꿈치뼈

안쪽에서 본 발의 뼈

먼저 발꿈치 상태를
점검하자

발의 뼈와 관절에 대해 좀 더 자세히 살펴보겠습니다. 발에는 발가락뿐만 아니라 발등과 발꿈치 주변에도 많은 관절이 있습니다. 그러나 의외로 이 부분에 대해서는 주목하는 사람이 많지 않습니다. 운동선수나 발레리나가 아닌 대부분 사람은 발을 하나의 덩어리로 인식하고 있습니다. 특히 발꿈치 주변은 의식적으로 움직일 기회가 적어서 뒤틀리는 경우가 많습니다.

발꿈치가 뒤틀린 채로 생활하면 발에 통증이나 저림 등의 증상이 나타날 수 있습니다. 하지만 발뒤꿈치를 제대로 움직여서 뒤틀린 부분을 정리하면, 발등이나 발목 관절도 자연스럽게 풀려 튼튼하고 넘어지지 않는 발을 만들 수 있습니다. 먼저 자신의 발뒤꿈치가 뒤틀려 있지는 않은지 확인해보세요.

'발꿈치'에 있는 뼈는 종골이라고도 부르는 '발꿈치뼈'입니다. 그 위로는 무릎 아래에서 뻗어 나오는 두 개의 뼈, 정강이뼈(경골)와 종아리뼈(비골)가 있으며, 이 세 개의 뼈는 쐐기 모양의 목말뼈(거골)로 연결되어 있습니다.

정강이뼈 아래쪽에 돌출된 부분은 안복사뼈이고 종아리뼈 아래쪽에 돌출된 부분은 바깥복사뼈입니다. 뒤에서 발꿈치를 봤을 때, 안쪽과 바깥쪽 복사뼈가 거의 평행을 이루는 것이 올바른 자세입니다. 만약 발꿈치가 바깥쪽이나 안쪽으로 기울어져 뒤틀려 있으면, 바깥복사뼈가 내려가거나(주로 O다리나 거북목이 있는 사람에게 흔함), 안복사뼈가 내려가는(X다리나 안짱다리인 사람에게 흔함) 현상이 나타날 수 있습니다.

이렇게 발꿈치 위치가 어긋나면 무릎과 고관절까지 연쇄적으로 뒤틀려 넘어지기 쉬운 상태가 되므로 주의가 필요합니다.

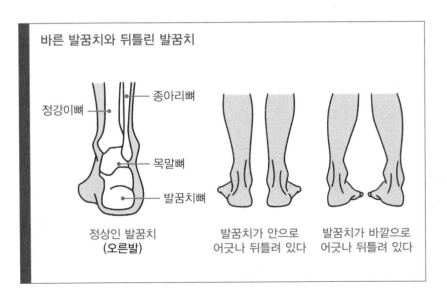

바른 발꿈치와 뒤틀린 발꿈치

정강이뼈
종아리뼈
목말뼈
발꿈치뼈

정상인 발꿈치
(오른발)

발꿈치가 안으로
어긋나 뒤틀려 있다

발꿈치가 바깥으로
어긋나 뒤틀려 있다

발바닥 아치와
넘어지지 않고 오래 걷기

발꿈치의 뒤틀림을 확인했다면, 이젠 발 전체의 형태를 살펴봅시다. 구체적으로는 발바닥의 곡선 모양인 아치가 제대로 형성되어 있는지를 확인해야 합니다.

걷는 동안 발은 앞부분, 가운데 부분, 뒷부분으로 나뉘어 각각 다른 역할을 하게 됩니다. 발의 앞부분은 발가락과 발가락 뿌리 부분으로, 지면을 차는 역할을 합니다. 뒷부분은 발꿈치 부분으로, 발에서 가장 무거운 뼈인 발꿈치뼈가 자리잡고 있습니다. 발꿈치는 목말뼈, 종아리뼈, 정강이뼈와 연동되어 안정적으로 지면에 착지하게 도와줍니다.

그리고 발의 가운데 부분에 있는 것이 아치입니다. 아치는 두 발로 걷는 인간만이 가진 구조입니다. 아치는 세 가지로 나눕니다. ① 발뒤꿈치와 엄지발가락 뿌리를 연결하는 안쪽 아치, ② 발꿈치와 새끼발가락 뿌리를 연결하는 바깥 아치, 그리고 ③ 엄지발가락과 새끼발가락의 뿌리를 연결하는 가로 아치입니다. 올바

른 자세로 서면, 이 세 개의 아치를 지탱하는 세 점에 몸의 체중
이 고르게 실리고, 발 중앙에 빈 공간이 생깁니다. 아치는 체중을
고르게 분산시켜 몸을 지탱하고 피로감을 줄이며 걷는 동안 발생
하는 진동을 효과적으로 흡수합니다. 또 체중 이동을 원활하도록
돕는 중요한 역할을 합니다.

아치의 형태가 무너지면 발바닥이 평평해져, 다리가 무겁고 불
안정해지며 원활하게 걷기 어려워집니다. 더 나아가 아치가 붕괴
되면 평발이나 무지외반증(엄지발가락이 검지발가락 쪽으로 휘

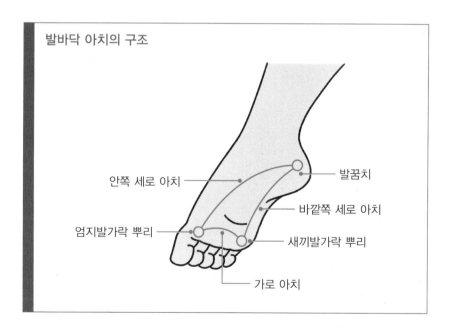

발바닥 아치의 구조

안쪽 세로 아치
발꿈치
바깥쪽 세로 아치
엄지발가락 뿌리
새끼발가락 뿌리
가로 아치

는 것. 휘면서 튀어나온 엄지발가락의 뿌리 부분이 신발과 마찰하면서 통증이 생깁니다. ─ 역자 주)으로 발전할 수 있으며, 이때는 신발을 신는 것만으로도 통증을 느낄 수 있습니다. 이렇게 되면 걷는 것이 힘들고 싫고 지치는 일이 되며, 즐거운 노후는 꿈처럼 사라지게 됩니다.

발바닥의 아치를 유지하려면 발꿈치가 올바른 위치에 있고, 발의 관절이 부드럽게 움직일 수 있어야 합니다. 또 뼈와 관절뿐만 아니라 발바닥의 근육과 근막을 강화하는 것도 중요한 포인트입니다. 아치가 무너진 사람은 통증이 생기기 전에 발바닥을 잘 정돈하는 것이 필요합니다.

발바닥 움직임과
기립성 어지럼증, 넘어짐 예방

발바닥을 잘 움직이게 만들면 기립성 어지럼증이나 넘어짐을 예방할 수 있습니다. 발바닥이 잘 움직이는 강한 발바닥을 만들어야 합니다. 그러려면 근막도 빼놓지 말고 주목해야 합니다.

발가락을 구부려 주먹 모양으로 만들면, 발가락 뿌리 부분에 가로로 선이 생깁니다. 반대로 발끝을 뾰족하게 해서 발을 쭉 뻗으면, 이번에는 발바닥 중간 부분에 세로로 선이 나타납니다. 이 가로선과 세로선은 몸이 앞뒤나 좌우로 흔들릴 때 균형을 잡아 넘어지지 않도록 돕는 근막의 선입니다. 가로로 나타나는 근막은 상반신이 앞뒤로 흔들릴 때 발바닥을 조정하여 넘어짐을 방지하고, 세로로 나타나는 근막은 발뒤꿈치와 발가락을 연결해 좌우 균형을 잡는 역할을 합니다.

가로선의 근막이 제대로 작동하지 않으면, 중심이 앞이나 뒤로 흔들릴 때 앞으로 넘어지기 쉽습니다. 또 세로선의 근막이 제대로 기능하지 않으면, 몸이 옆으로 흔들릴 때 균형을 잡지 못하게 되어 발목을 삐거나 인대가 손상될 수 있습니다. 사람의 머리는 생각보다 무겁기 때문에(약 5~6kg), 중심이 앞뒤나 좌우로 흔들리면 머리가 따라가게 되어 균형을 잃고 넘어질 수 있습니다.

발등 관절의 움직임이 원활하면 발바닥 근막의 감각이 예민해져, 넘어질 것 같은 순간에도 몸을 지탱하려는 반응이 즉각 일어

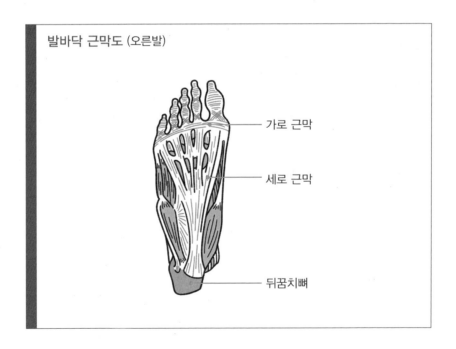

발바닥 근막도 (오른발)

가로 근막

세로 근막

뒤꿈치뼈

나 버틸 수 있습니다. 반대로 근막이 약해져 제대로 작동하지 않으면, 발바닥의 감각이 둔해져 비틀거리며 넘어지기 쉽습니다.

또한 발관절이 뻣뻣해졌는데 이 상태를 방치하면 언젠가 앉아서 발바닥을 들여다보거나 스스로 발톱을 깎는 것조차 어려워질 수 있습니다. 일상생활을 편안하게 보내기 위해서 발바닥을 단련하는 것이 중요합니다.

이상적인 발을 만드는 지름길은
발꿈치부터

장기간 병상생활을 하게 되는 주요 원인은 골절, 넘어짐, 노화로 인한 쇠약, 관절질환 등이었습니다. 그리고 죽을 때까지 젊고 활기차게, 즐겁게 살기 위해 필요한 것은 넘어지지 않고 통증 없이 걸을 수 있는 건강한 몸입니다. 이를 위해서는 다음과 같이 발을 제대로 관리할 필요가 있습니다.

죽을 때까지 걸을 수 있는 이상적인 발

① 발꿈치에 뒤틀림이 없고 발목 안쪽과 바깥쪽의 복사뼈가 같은 높이에 있어야 합니다.

② 발의 뼈를 연결하는 많은 관절이 굳어 있지 않고 잘 움직여야 합니다.

③ 발바닥 중앙에 아치가 있고, 발꿈치는 안정적이며 발바닥

근육이 단련되어 있어야 합니다.

④ 가로 · 세로 근막이 각각 잘 발달하여 있어야 합니다.

또 아래 그림처럼 발 전체를 옆에서 보면, 뼈와 근육뿐만 아니라 늘어나고 줄어드는 인대, 관절을 연결하는 힘줄, 그리고 마치 붕대처럼 발을 감싸는 지지대 등이 올바른 아치와 발의 형태를 만들어줍니다. 이처럼 발을 둘러싼 다양한 부위를 단련하면 건강

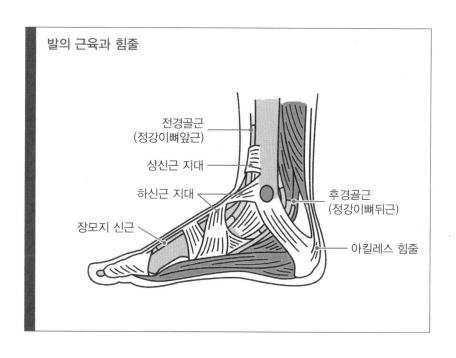

발의 근육과 힘줄

전경골근
(정강이뼈앞근)

상신근 지대

하신근 지대

장모지 신근

후경골근
(정강이뼈뒤근)

아킬레스 힘줄

한 발바닥을 만들 수 있습니다. 이렇게 발바닥이 건강해지면 자연스럽게 무릎 위쪽 관절도 올바른 위치에 놓이고, 머리 위치가 안정되어 넘어질 위험이 줄어듭니다.

다리 전체를 건강하게 관리하는 데 가장 중요한 부분은 발에서 가장 무거운 뼈가 있는 '발꿈치'입니다. 발뒤꿈치를 관리하면 발바닥 전체는 물론 하체부터 온몸에 걸쳐 긍정적인 영향을 미칠 수 있습니다.

발꿈치가 불안정하면,
방석 위를 걷는 것과 같다

제 살롱에 '자주 넘어진다', '걸으면 발과 고관절이 아플 때가 있다'며 찾아오는 분들이 있습니다. 이분들의 발꿈치를 만져보면 한 가지 공통점이 있습니다. 발꿈치 아래쪽 근육이 말랑말랑하다는 점입니다.

여기서 잠시 본인의 발뒤꿈치를 손가락으로 좌우에서 살짝 집어보세요. 어떠신가요? 이 부위의 살은 원래 단단해서 손으로 집히지 않아야 정상입니다. 하지만 어떤 분들은 1cm 정도까지 집히기도 합니다. 겉으로는 피부가 거칠어서 잘 집히지 않더라도 그 안쪽 근육은 말랑말랑한 경우도 있습니다.

발꿈치가 말랑말랑하고 푹신한 분들은 자신도 모르게 발등 쪽에 힘을 주며 걷는 경우가 많습니다. 이런 걸음걸이로 인해 발등은 딱딱하게 굳게 됩니다. 반대로 발꿈치와 발바닥의 근육이나 근막에 미치는 힘은 약해 충분히 발달하지 못하는 상태가 됩니다. 이로 인해 발바닥의 아치를 제대로 지탱하지 못해 평발이 되는 경우도 있습니다.

이처럼 발꿈치가 말랑말랑한 상태가 계속되면 몸통을 안정적으로 받쳐주지 못하기 때문에 머리를 제대로 지탱할 수 없습니다. 그 결과, 목이 앞으로 나온 거북목 자세로 걷게 됩니다. 이런 상태가 지속되면 발꿈치뼈가 점점 틀어지고 무릎과 고관절까지 점차 어긋나게 됩니다.

말랑말랑하고 부드러운 발꿈치로 걷는 것은 마치 푹신한 방석 위를 걷는 것과 같습니다. 마룻바닥이나 다다미처럼 단단한 표면

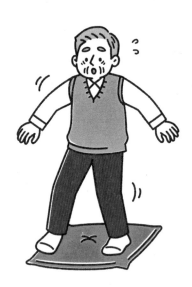

을 걷는 것과 달리, 방석 위에서는 몸통이 안정되지 않아 균형을 잃고 몸이 앞뒤 또는 좌우로 흔들리게 됩니다. 이런 상태에서는 언제 넘어져도 이상하지 않습니다.

발바닥의 근육과 근막을 강화하려면, 발꿈치를 '톡톡' 위아래로 움직이거나 발바닥을 늘려 스트레칭하는 것이 효과적입니다. 또 바닥이나 지면을 발꿈치로 단단히 디디며 몸통을 안정적으로 유지하는 것도 매우 중요합니다.

발꿈치 톡톡으로
골절을 예방하자

발꿈치를 '톡톡' 치는 운동은 발바닥과 다리 근육을 스트레칭할 뿐만 아니라, 온몸의 뼈를 강화하는 데도 효과적입니다.

1995년 영국 노팅엄 퀸스 메디컬 스쿨에서 실시한 연구는 하루 약 50회 정도 발꿈치를 내리치는 운동을 하면 뼈를 강화할 수 있다는 사실을 밝혔습니다. 그 이후 약 20년 동안 '발꿈치 내리치기' 운동과 '뼈' 강화의 연관성에 관한 다양한 연구와 실험이 이어졌습니다. 현재는 발꿈치를 통해 온몸의 뼈에 적절한 자극을 주는 것이 뼈 건강을 유지하고 강화하는 데 매우 중요하다는 사실이 널리 인정받고 있습니다.

사람의 몸에는 200개 이상의 뼈가 있습니다. 관절이 심하게 굳어 있지 않다면, 뼈에 '톡' 하고 충격이 가해질 때 서로 연동하며 움직입니다. 이런 자극이 뼈에 전해지면, 신진대사(골대사)가 활발해지고 골밀도가 높아지는 효과를 얻을 수 있습니다.

골대사는 뼈를 새롭게 만드는 과정입니다. 먼저 '파골세포'가 오래된 뼈를 분해하고 흡수하면, 그 자리에 '골아세포'가 붙어서 새로운 뼈를 만듭니다. 이 과정은 계속 반복되며, 튼튼한 뼈를 유지하려면 활발한 골대사 사이클이 꼭 필요합니다. 발꿈치를 자극하면 이 골대사가 활발해집니다.

특히 폐경 후 여성은 여성 호르몬 분비가 줄어들면서 골밀도가 급격히 감소해 골다공증으로 이어질 수 있습니다. 골다공증이 생기면 작은 충격에도 쉽게 뼈가 부러질 수 있습니다. 예를 들어 발이 살짝 걸리거나 넘어지는 정도로도 골절이 될 수 있고, 심지어 재채기만으로도 갈비뼈가 부러져 병상생활하는 경우도 있습니다. 이처럼 뼈를 지탱하는 근육뿐만 아니라 뼈 자체를 강화하는 '뼈 운동'도 중요합니다. 발꿈치를 '톡톡' 두드리는 운동은 뼈에 자극을 전달해 골아세포가 균형 있게 활동하도록 돕습니다.

이 운동은 매일 꾸준히 실천하는 것이 중요합니다. 한 번에 많이 하기보다, 생각날 때마다 10초씩 톡톡 두드리는 습관을 들이세요. 하루 50번을 목표로 하되, 처음에는 자신에게 무리가 가지 않는 횟수부터 시작하는 것이 좋습니다.

발꿈치 단련으로
튼튼한 다리 만들기

발꿈치를 바로잡는 것은 온몸의 자세를 개선하는 첫걸음이 됩니다. 발꿈치가 올바르게 정렬되면, 자세를 유지하는 데 중요한 항중력근(抗重力筋)이 자연스럽게 발달하기 때문입니다!

발꿈치의 뒤틀림이 풀리고 주변 근육이 강화되면, 뒤틀림을 막으려고 긴장했던 인대가 유연해지고 발목관절이 올바른 위치로 돌아갑니다. 이런 변화는 발목 위의 무릎관절과 고관절에도 영향을 주어, 하반신의 큰 관절들이 모두 바른 위치에 놓이게 됩니다.

발꿈치에서 시작된 변화는 발바닥의 세 아치—발꿈치에서 엄지발가락, 발꿈치에서 새끼발가락, 새끼발가락에서 엄지발가락을 잇는 구조—에도 긍정적인 영향을 미칩니다. 이 아치들이 상체의 무게를 고르게 분산하면, 각 관절과 근육의 불필요한 긴장이 풀리게 됩니다. 결과적으로, 중력에 맞서 몸을 위로 지탱해주는 항중력근이 자연스럽게 발달하며 올바른 자세를 유지할 수 있게 됩니다.

항중력근은 발바닥에서 시작해 종아리, 무릎 뒤쪽, 허벅지 뒤쪽이나 안쪽에 주로 분포해 있습니다. 그런데 발목이나 무릎 관절이 뒤틀리면 이 근육군이 제대로 발달하지 않습니다.

이 근육을 훈련하기는 매우 어렵습니다. 목표를 가지고 단련해도 대개 허벅지 앞쪽 근육을 사용하는 자세가 나옵니다. 이럴 경우 허벅지 앞쪽만 발달하고 상체가 앞으로 기울어져, 더 쉽게 넘어지기 쉬운 몸이 될 수 있습니다.

반대로, 다리 뒤쪽에 있는 항중력근이 잘 발달하면, 그와 연결된 상반신의 항중력근도 자연스럽게 발달하게 됩니다.

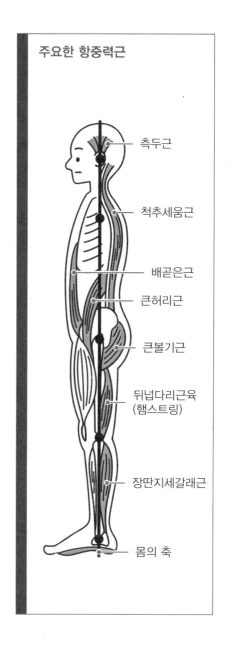

주요한 항중력근

측두근

척추세움근

배곧은근

큰허리근

큰볼기근

뒤넙다리근육
(햄스트링)

장딴지세갈래근

몸의 축

발바닥 정돈으로
혈액순환과 면역력 향상까지

앞서 설명한 것처럼, 발꿈치를 정돈하면 관련된 관절들의 뒤틀림이 해결되고, 항중력근이 발달하면서 자연스럽게 좋은 자세를 유지할 수 있게 됩니다. '올바른 자세를 유지하는 것'이 바로 오래도록 건강하게 걷는 비결입니다. 이제 여러분도 발꿈치를 정돈하는 것부터 시작해 행복한 미래를 위한 첫걸음을 내디뎌 보세요.

발꿈치를 정돈하는 효과는 단지 오래 걷는 것에 그치지 않습니다. 발바닥이 안정되고 발목, 무릎, 고관절, 골반이 정돈되면, 그 위에 있는 척추도 정렬되어 구부정한 자세가 교정됩니다. 이렇게 되면 폐가 확장되어 깊은 호흡이 가능해집니다. 거북목이나 등이 구부정한 사람은 폐활량이 적어 자신도 모르게 호흡이 얕고 짧아집니다.

얕은 호흡이나 짧은 호흡을 하면 조금만 걸어도 숨이 차게 됩니다. 하지만 좋은 자세로 걸으면 호흡이 안정되고, 불필요한 근육의 긴장도 풀려 즐겁게 더 많이 걸을 수 있습니다.

깊은 호흡을 통해 많은 공기를 들이마시고 내쉬면 복압이 상승하고, 그로 인해 여러 장기가 자극을 받아 혈액순환이 좋아집니다. 혈액은 심장에서 나와 몸 구석구석에 산소와 영양을 전달하고 다시 심장으로 돌아옵니다. 그러나 발목, 무릎, 고관절이 뒤틀리면 혈액의 흐름이 물리적으로 방해받게 됩니다. 뒤틀리고 어긋난 관절 주위의 근육에서는 혈액순환이 막히기 마련입니다.

발은 심장으로 혈액을 되돌려 보내는 펌프와 같은 역할을 합니다. 그래서 발에서 혈액이 정체되면 몸 전체의 혈류가 나빠집니다. 이는 체온 저하나 만성적인 통증의 원인이 될 수 있습니다. '나쁜 혈액순환은 만병의 근원'이라고 할 정도로, 혈액순환은 우리의 건강에 큰 영향을 미칩니다.

혈액을 통해 신선한 산소가 폐에 도달하고 혈류가 좋아지면 동시에 몸이 따뜻해지고 혈액이 깨끗해져 백혈구가 증가하며 면역력도 향상됩니다. '왠지 몸이 나른하고 기분이 좋지 않다'고 막연히 느끼는 사람도 반드시 발꿈치를 정돈하여 그 효과를 실감해 보시기를 바랍니다.

요실금이나 빈뇨를 막는
골반저근 강화

발꿈치를 정돈하는 것은 요실금과 빈뇨 예방에도 도움이 됩니다. 발바닥 근육을 강화하면, 놀랍게도 골반 아래의 근육인 골반 저근도 함께 강화되기 때문입니다.

우리 몸의 근육은 서로 연결되어 있어서, 한 근육을 강화하면 겉보기에는 관련이 없는 다른 근육도 함께 발달할 수 있습니다. 반대로, 특정 부위의 근육이 굳으면 멀리 있는 부위의 근육에 통증이 생기거나 움직이기 어려운 문제가 발생할 수 있습니다. 우리 몸은 정말 신기하게도 이런 식으로 연결되어 있습니다.

발바닥 근육은 종아리 근육과 연결되어 있고, 그 위로 올라가면 무릎 뒤를 지나 골반저근육과 이어집니다. 골반저근육은 골반을 아래에서 지지하는 중요한 근육으로, 무거운 내장이 중력에 의해 아래로 내려가지 않도록 지탱하는 역할을 합니다. 이 근육은 몸의 깊은 곳에 있어 평소에는 잘 의식하지 않지만, 매우 중요한 기능을 합니다.

골반저근육의 근력이 약해지면 배설을 조절하는 힘에도 영향을 미칩니다. 빈뇨나 요실금은 바로 이 골반저근육의 약화로 발생할 수 있습니다. 이 근육은 몸속 깊은 곳에 있어서 평소에는 잘 의식하지 않지만, 일상적인 활동으로는 골반저근육을 강화하기는 어렵습니다. 다행히도 발바닥 근육을 강화하면 이와 연결된 골반저근육도 함께 강화될 수 있습니다. 더욱이 이 방법은 누구나 쉽게 시도할 수 있습니다.

골반저근육을 제대로 작동시키려면 발바닥에 아치가 있어야 합니다. 아치를 만들고 몸을 위로 끌어올리는 발바닥 근육이 골반저근육과 연결되기 때문입니다. 아치가 눌리면 골반으로 향하는 근육의 연계가 끊어집니다.

발꿈치를 정돈하면 온몸의 관절 뒤틀림이 바로잡히고, 중력에 맞서 수직 방향으로 늘어나는 항중력근이 작용하게 되어 좋은 자세를 유지할 수 있습니다. 나쁜 자세가 지속되면 항중력근이 제대로 기능하지 않아 내장이 올바른 위치에 유지되지 못합니다. 이로 인해 내장이 내려가면서 배나 방광에 압력이 가해지고, 빈뇨나 요실금의 원인이 될 수 있습니다. 만약 재채기나 무거운 것을 들어 올린 순간에 요실금이 생기거나 자주 화장실에 가는 문제가 있다면, 발꿈치를 정돈하는 것이 도움이 될 수 있습니다.

휠체어에 의지하는 고령자,
혼자 힘으로 걷기

일본 국토교통성의 통계에 따르면, 2009년부터 2018년까지 75세 이상 고령자 가운데 휠체어 이용자는 약 1,371만 명에서 1,798만 명으로 10년 동안 427만 명이 증가했습니다. 일본에서 휠체어를 이용하는 사람이 해마다 늘어나고 있습니다.

휠체어를 사용하면 허리 위쪽 근육은 사용하지만, 앉아 있기 때문에 엉덩이 근육은 거의 사용하지 않으며 무릎 아래의 근육은 전혀 사용하지 않게 됩니다. 근육은 사용하지 않으면 약해지죠. 그러니 휠체어를 오래 사용하면 일어나는 것도 힘들어지고 점점 '걷기'에서 멀어지게 됩니다.

'발꿈치 톡톡'을 비롯해 이 책에서 소개하는 운동들은 대부분 앉아서 할 수 있습니다. 앉은 상태에서 발꿈치를 정돈하거나 발바닥을 단련할 수 있으므로, 고령으로 걷기가 힘들어져 휠체어를 사용하시는 분들도 쉽게 시작할 수 있습니다.

하지만 무리하지는 마세요. 침대에 앉거나 안정된 의자에 앉은 상태에서 안전한 장소에서 조금씩 시도해 보세요.

　발꿈치를 정돈하려고 시도하면 자연스럽게 상체의 자세도 의식하게 됩니다. 최종 목표를 '일어서기'와 '걷기'에 두고 운동을 계속하면서 앉은 자세가 개선되는 효과도 느껴보세요. 상체의 자세가 개선되면 호흡이 쉬워지고 몸이 점점 더 젊어지는 느낌을 받을 수 있습니다.

　발바닥의 근육이 강화되면, 침대에서 휠체어로 이동하거나 화장실로 갈 때, 일어설 때, 안정감 있게 발바닥을 바닥에 붙일 수 있게 됩니다. 그러면 발바닥의 감각이 자신감을 주고, '걸을 수 있을지도 모른다'는 자신감으로 이어집니다. 제가 소개하는 운동은 모두 매우 간단한 것입니다. 그러니 '이미 휠체어 생활을 시작했으니 걷는 것은 포기해야 한다'고 생각하지 마세요. 중요한 것은 꾸준히 계속하는 것입니다. 가벼운 마음으로 시작해 보세요.

숙면과 상쾌한 아침,
한밤에 깨어도 안전하게

60세가 넘으면, '밤에 잠자리에 들어도 바로 잠들지 못한다'거나 '잠이 얕아졌다'고 느끼는 사람들이 많습니다.

체력이 떨어져 피로를 느끼다 보니 낮에 깜빡 졸게 되는 경우도 있는데, 이런 경우 밤잠이 얕아지기 쉽습니다. 그런데 문제는 낮에 깜박 졸음의 경우 자신이 졸고 있다는 사실을 깨닫지 못할 때도 있다는 것입니다. 그래서 잠이 얕아졌다는 분들께 "그건 분명 낮에 잠을 자서 그런 거예요."라고 말해도, "아니요, 절대 그럴 리 없어요."라고 부인하기 일쑤입니다. 아마 누워서 자지 않으니까 잠을 자고 있다는 느낌이 들지 않는 거겠죠. 그런데 멍하니 TV를 보거나 전철을 타고 있을 때, '잠깐 기억이 없네……'라는 순간이 있지 않나요? 이런 무의식적인 졸음이 깊은 밤잠을 방해하고 있을 수 있습니다.

이렇게 깜박 조는 낮잠은 자세도 문제가 됩니다. 의자에 앉아 졸다 보면 머리가 앞으로 숙어지고 등이 구부러지게 됩니다. 이런 자세가 지속되면 **뼈**와 **뼈** 사이가 좁아지면서 관절의 뒤틀리게 됩니다. 관절이 뒤틀리면 혈액이나 림프의 흐름이 원활하지 않게 되고, 결국 몸 전체의 순환이 나빠집니다.

그렇다면 순환이 좋지 않은 몸은 어떻게 될까요? 그렇습니다. 몸이 무겁고 피곤하게 느껴지며, 낮에도 쉽게 졸음이 몰려옵니다. 피곤하고 졸립다 → 깜빡 졸게 된다 → 그래서 밤에 잠을 못 잔다 → 다음날 더욱 피곤하다 …… 이런 식으로 불면의 악순환에 빠지게 되는 거죠.

혈액과 림프의 흐름이 나빠지는 문제는 발꿈치를 정돈하는 운동으로 해결할 수 있습니다. 하지만 졸음을 반복하면 그동안의 노력도 무효가 될 수 있습니다. 발꿈치를 정돈하는 운동을 습관으로 만들기 위해서는, 관절이 뒤틀리지 않도록 낮잠 습관도 함께 개선하는 것이 중요합니다. (구체적인 방법은 119쪽에서 확인하실 수 있습니다.)

밤에 여러 가지 걱정이 밀려와 잠을 잘 수 없다는 분들도 많습니다. 원래 부정적인 사고를 하거나 지나치게 생각이 많아지는 성격의 사람들은 목이 앞으로 숙여지고 등이 굽은 자세를 갖는 경우가 많습니다. 하지만 본인은 종종 '자세가 나쁘다'는 사실을 잘 인식하지 못합니다. 만약 생각이 많고 걱정이 많아 항상 개운하지 않다고 느낀다면, 발꿈치를 정돈하는 운동을 한번 시도해 보세요. 자세가 좋아지면 마음도 밝아지고, 깊은 잠을 잘 수 있게 될 것입니다.

평생 자기 힘으로
'먹기' 위해서

음식이나 음료가 식도가 아닌 기도로 들어가는 현상을 '흡인'이라고 합니다. 나이가 들면서 혀와 목 주변의 근력이 약해지거나, 음식을 삼킬 타이밍을 맞추는 센서의 반응 속도가 느려질 수 있습니다. 혹시 '급하게 삼킨 것도 아닌데, 요즘 식사 중에 자주 사레가 든다'고 느끼신 적이 있나요? 처음에는 조금 불편할 수 있지만, 체력이 더 떨어지고 면역력이나 사레를 기침으로 내보내는 능력이 약해지면, 결국 흡인성 폐렴 같은 심각한 상황으로 이어질 수 있습니다.

많은 사람들이 '먹는 것이 인생의 즐거움'이라고 생각합니다. 외출이나 여행에서도 식사는 중요한 활동 중 하나죠. '인생 마지막 날까지 내가 좋아하는 음식을 내 입으로 먹고 싶다!'라는 바람은 많은 사람들이 갖고 있는 소망일 것입니다. '영양제 주사가 좋다'고 생각하는 사람은 드물겠죠.

발꿈치가 비뚤어지면 골반도 비틀어지고 등은 구부러지며, 목은 앞으로 나가고 턱은 내려갑니다. 이 자세에서는 등은 둥글게 말리고 어깨뼈가 크게 벌어지며, 어깨와 어깨뼈는 위로 올라갑니다. 놀랍게도 어깨뼈는 혀와 턱의 근육과 연결되어 있습니다. 등은 둥글게 말리고 어깨뼈가 벌어지고 올라가면, 어깨뼈와 연결된 기도가 막히고, 식도를 여는 근육이나 삼키는 근육을 제대로 사용할 수 없습니다. 이렇게 되면 흡인이 발생하기 쉬운 상태가 됩니다. 그래서 발꿈치부터 자세를 바로잡는 것이 중요합니다.

발꿈치의 뒤틀림을 바로잡으면 턱이 당겨지고, 자연스럽게 어깨뼈가 올바른 위치로 내려가게 됩니다. 그렇게 되면 음식을 먹고 마시는 데 필요한 근육들이 발달하게 됩니다. 또한 나쁜 자세로 지내면 등 근육이 경직되고, 앞쪽 근육은 약해집니다. 이로 인해 목에서 위로 음식이 지나가는 식도 근육도 약해지게 됩니다.

'죽을 때까지 스스로 음식을 먹는 힘'을 유지하려면, 발꿈치부터 몸의 뒤틀림을 바로잡아야 합니다.

신경 전달이 좋아지므로
'치매 예방'에도 효과적이다

발꿈치가 정돈되고 발바닥의 아치가 튼튼해지며 발가락 뿌리와 발꿈치로 땅을 밀어 자연스럽게 설 수 있게 되면 피로감이 크게 줄어듭니다.

관절이 뒤틀린 사람들은 자세를 유지하기 위해 불필요한 근육을 사용하며 균형을 잡으려고 노력하기 때문에 쉽게 피로를 느낍니다. 이런 잘못된 자세는 오히려 관절의 뒤틀림을 심화시키는 악순환을 만듭니다. 당연히 자연스러운 자세로 서고 걸으면 불필요한 근력을 더 이상 낭비하지 않게 되어 에너지 소모가 크게 줄어듭니다.

또 발이 안정적으로 지면을 딛지 못하면 머리가 앞뒤나 좌우로 흔들리기 쉬워지고, 이는 머리와 뇌의 불필요한 움직임을 초래해 피로를 유발하는 원인이 됩니다. 발바닥의 안정성과 몸의 중심을 강화하면 이러한 흔들림을 방지할 수 있어 더욱 안정적인 자세를 유지할 수 있습니다.

피로를 덜 느낀다는 것은, 다른 말로 한다면 '에너지를 절약'할 수 있다는 뜻입니다. 이렇게 절약된 에너지는 자신을 위해 더 의미 있는 일에 활용할 수 있게 됩니다.

사람은 피곤할수록 의욕적으로 무언가를 하거나 생각하는 데 필요한 동력이 크게 떨어집니다. 피로가 누적되었을 때 '어떻게 되든 상관없어', '더 이상 아무것도 생각하고 싶지 않아'라는 기분이 든 적이 있지 않나요? 이런 상태가 지속되면 뇌의 활동은 점차 둔화하고 기능도 약화하기 시작합니다. 뇌 역시 근육과 마찬가지로 사용하지 않으면 점점 퇴화하게 되는 것입니다.

그러나 발꿈치가 제대로 정돈되고 그 영향으로 불필요한 긴장과 에너지를 자세를 바로 잡는 데 허비하지 않게 되면, '어떻게 하면 내가 더 즐겁게 살 수 있을까?'라고 고민하거나, 여행 계획을 세우거나, 새로운 취미에 도전할 의욕이 샘솟게 됩니다. 인생은 단 한 번뿐입니다. 그러니 마지막까지 자신의 '하고 싶은 일'을 충실히 실현하며 살아가고 싶지 않으신가요?

발꿈치가 정돈되면 무릎이나 고관절 등의 관절 통증이 사라지거나, 걷는 데 어려움이 줄어 자주 걷고 외출하게 되어 다이어트에 성공했다는 사람들도 있습니다. 그렇게 되면 '멋을 내는 것'이

즐거워진다고 합니다.

통증이 있거나 외모에 콤플렉스를 가지고 있으면 옷차림이나 헤어스타일에 신경 쓰는 것조차 귀찮아지기 마련입니다. 하지만 외모에 신경 쓸 수 있는 사람은 치매에 잘 걸리지 않는다는 말도 있습니다. 발꿈치 건강을 통해 치매 예방은 물론 멋진 외모까지 손에 넣어보세요.

자주 넘어지거나
물건을 떨어뜨리는 원인

발꿈치가 뒤틀려 어긋나 있으면, 그 영향으로 골반도 함께 뒤틀리게 됩니다. 골반이 앞쪽으로 기울어져 있으면 허리가 과도하게 젖혀져 S자 곡선이 깊어집니다. 이런 자세를 가진 사람은 엉덩이가 뒤로 나온 모습이 됩니다. 반대로 골반이 뒤로 기울어지면 허리와 어깨가 둥글게 말려 거북목이 되기 쉽습니다.

어느 경우든 골반의 위치가 올바르지 않으면 시야가 좁아집니다. 특히 골반이 뒤로 기울어진 사람은 시야가 매우 제한적이게 됩니다. 하지만 골반이 귀 아래의 올바른 위치에 있고 앞이나 뒤로 기울어지지 않는 자세를 유지하면, 사람의 시야는 180도 이상으로 확장됩니다.

여러분은 지금 어느 정도 범위의 풍경이 보이나요? 시야가 180도보다 좁다면, 발꿈치가 뒤틀려 있고 골반이 앞이나 뒤로 기울어져 있는 것은 아닌지 확인해 보세요.

시야가 좁아지면 일상생활에서 여러 위험이 따릅니다. 눈으로 확인할 수 있는 정보가 줄어들기 때문입니다. 예를 들어, 시야가 좁아지면 넘어지기 쉽습니다. 또 물건을 내려놓을 때 실수하기도 쉽습니다. '컵을 내려놓으려다 테이블과의 거리감을 제대로 파악하지 못해 떨어뜨려 깨뜨렸다'는 경우죠.

'나이가 들면서 다리 힘이 약해져 자주 넘어지게 되었다'거나 '손놀림이 서툴러 물건을 자주 떨어뜨리게 되었다'고 느끼는 사람들 중에는, 실제로 시야가 좁아져서 그런 일이 발생한 경우도 적지 않습니다.

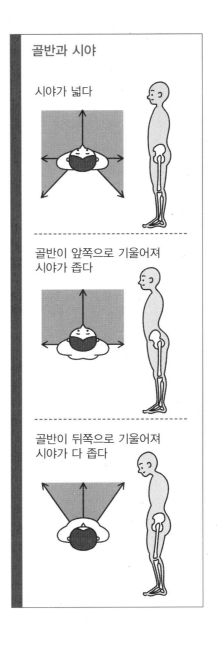

골반과 시야

시야가 넓다

골반이 앞쪽으로 기울어져 시야가 좁다

골반이 뒤쪽으로 기울어져 시야가 다 좁다

발꿈치 톡톡 운동의 포인트는
'너무 열심히 하지 않기'

 발꿈치를 교정하는 운동은 기본적으로 앉아서 할 수 있습니다.
서서 하는 운동은 다리가 약한 경우 넘어질 위험이 있고, 누워서
하는 운동은 '눕는 건 좋은데 일어나는 게 힘들다'고 느끼는 사람
도 있을 수 있습니다. 앉아서 한다면 안전하고, 체력이 부족한 사
람도 부담 없이 도전할 수 있겠죠? 또 요즘은 사무직 업무로 계
속 앉아 있는 사람이 많아졌으니, 일하는 중간에 잠깐씩 해보는
것도 좋습니다.

 '정말 이 운동으로 발꿈치부터 온몸이 교정될 수 있을까?'라는
의문이 드는 분도 있을 겁니다. 하지만 제가 50년간의 경험을 바
탕으로 여러분께 꼭 전하고 싶은 것은, 올바른 자세를 갖추는 데
핵심은 시작점이 아래에 있다는 점입니다.

 상반신에 문제가 있어도, 먼저 발꿈치, 무릎, 고관절, 골반의
뒤틀림이나 어긋남을 바로잡고 올바른 위치로 정돈하는 것이 중
요합니다. 하반신이 뒤틀린 상태에서 상반신만 좋아지는 일은 절

대 없습니다.

이 책에서 소개하는 운동은 매우 효과적입니다. 한쪽 발로만 운동해도 '가벼워졌다!', '움직이기 쉬워졌다!'는 느낌을 받을 수 있을 것입니다. 하지만 그렇다고 해서 다음 날 아침에 바로 발꿈치가 정돈되고 건강한 몸이 되는 것은 아닙니다.

발꿈치와 같은 관절과 뼈는 시간이 지나면서 서서히 틀어지기 때문에, 이를 바로잡는 데에도 시간이 필요합니다. 또 좋은 근육을 기르는 것도 단기간에 이루어지지 않습니다. 한 걸음씩 차근차근 실천해 나가는 것이 성공의 비결입니다.

따라서 절대 '너무 무리하지 않겠다'고 다짐해야 합니다. 무리하면 지속할 수 없고, '이렇게 열심히 했는데도 결과가 나오지 않다니……'라는 비관적인 생각에 빠져 결국 포기하고 맙니다. 중요한 것은 매일 꾸준히 실천하는 것입니다.

그리고 더 중요한 것은, 즐겁게 하는 것입니다. 즐겁지 않으면 절대 지속할 수 없을 뿐만 아니라, '즐거운 마음' 자체가 몸에 좋은 영향을 미치기 때문이죠. 즐거운 마음으로 한다면 운동 시간도 자연스럽게 길어질 수 있습니다.

앉아서 할 수 있는 운동부터 시작하자!

발꿈치 운동의 최종 목표는 '몸통을 바르게 유지해서 평생 자기 힘으로 걷는 것'입니다. 각 운동의 장점을 정리해 두었으니, 할 수 있는 것부터 하나씩 차근차근 시작해 보세요.

■ **기본 편 (발꿈치 주변 + 하반신 운동)**

하반신을 강화하기 위한 발꿈치 운동은 발바닥과 발꿈치부터 종아리 아래까지 연결된 항중력 근육을 단련하는 운동입니다.

■ 상반신 편 (기본 편과 함께 실천하면 좋은 운동)

하반신의 약화로 인해 상반신에 문제가 생긴 것을 바로잡거나, 딱딱하게 굳은 관절 주변을 부드럽게 해주는 운동을 도입합니다.

■ 스텝업 편 (하반신을 더욱 단련하고 싶은 분께)

의자에서 일어나서, 발바닥부터 연동된 온몸의 항중력근을 단련합니다.

■ 일상생활 편

거울을 보며 일어나는 방법을 연습하고, 앞과 옆에서 본 몸의 자세를 확인하여 서 있는 자세와 앉은 자세를 점검합니다.

- 바르게 서기 (111쪽)
- 바른 자세로 안전하게 일어나기(113쪽)
- 바른 자세로 안전하게 앉기 (114쪽)

■ 걷기 편

외출할 때는 작은 보폭으로 바른 자세를 유지하며 천천히 걸어 보세요. 물론, 할 수 있는 운동은 계속해서 이어가세요.

- 넘어지지 않고 걷기, 발꿈치 걷기 (104쪽)
- 안전하고 올바른 지팡이 사용법 (108쪽)

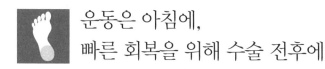

운동은 아침에,
빠른 회복을 위해 수술 전후에

'운동은 언제 하는 게 좋을까요?'라는 질문을 자주 받습니다. 사실 언제 하든 효과가 있지만, 여유가 있다면 아침에 하는 것을 추천합니다. 아침에 가볍게 몸을 움직이면 기분이 한결 상쾌해집니다. 외출이나 장보러 나가기 전에도 좋습니다. 가벼운 운동은 관절의 가동 범위를 넓혀줘 넘어질 위험을 줄이고 걷기에도 더 편해지는 효과가 있습니다. 운동하기 전에 준비운동을 하는 것도 이런 이유 때문입니다.

특히 인공고관절 치환술 같은 관절수술 등을 앞두고 있는 분들이라면, 수술 전 운동으로 몸을 단련하거나 수술 후 재활운동에 운동을 포함하면 회복이 더 빨라집니다.

다음은 실제 사례입니다.

70대 여성으로, 직업 특성상 오래 서 있는 시간이 많던 분이 있었습니다. 어느 날 갑작스러운 고관절 부상으로 인해 인공고관절

수술을 받았습니다. 수술은 근육을 늘리고 벌린 뒤 절개하는 방식으로 진행됩니다.

이때 근육이 긴장해 굳어 있거나 노화로 약해져 있으면 수술 부위의 회복이 더뎌질 수 있습니다. 수술 전, 이분께 '발꿈치 톡톡 운동'와 '게걸음 운동'을 권해 꾸준히 실천하도록 했습니다. 그 결과, 수술 후 불과 3일 만에 스스로 걸어서 화장실에 갈 수 있었다고 합니다. 이는 운동으로 몸을 미리 준비한 덕분이었습니다.

수술 후에도 병원에서 발꿈치 운동을 꾸준히 이어가셨고, 2주 뒤에는 지팡이 없이 혼자 걸을 수 있게 되어 퇴원하셨습니다. 그 후 통증도 없고 활기차게 직장으로 복귀하셨다고 합니다. 지금은 하루에 1만 6,000보를 걸어도 거뜬하다고 합니다.

'발꿈치 톡톡 운동'가 수술 후에도 효과를 보이는 이유는 무엇일까요?

수술하고 나면 며칠 동안은 근육을 거의 사용하지 않고 침대에서 안정을 취하게 됩니다. 이 기간에는 왜곡된 관절을 억지로 지탱하던 근육이 이완되면서 풀어지는 상태가 됩니다. 근육과 관절이 이완된 이때야말로 몸의 불균형을 바로잡을 수 있는 최적의 시기입니다!

이완된 근육과 바르게 정렬된 관절 상태에서 올바르게 서고, 앉고, 걷는 감각을 익히면 더 빠르게 건강한 자세로 돌아가 일상생활을 할 수 있습니다.

수술을 앞둔 분들은 이 시기를 '몸을 재정비하는 시간'으로 생각하고, 발꿈치 운동을 재활운동에 포함해 보시길 추천합니다.

걸을 수 있는 사람은
건강해진다!

어느 날, 66세 여성 한 분이 지팡이를 짚고 살롱을 찾았습니다. 커리어우먼이었던 그녀는 어머니를 잃은 데다 자신도 병으로 수술을 받게 되면서 완전히 의욕을 잃은 상태였습니다. 처음에는 자신 없게 "이제 나는 더 이상 움직일 수 없어요"라고 말할 정도였죠. 하지만 발꿈치 톡톡 운동을 시작하면서 점차 걸을 수 있게 되었고, 마침내 활기를 되찾았습니다!

또 다른 사례로는 발꿈치 톡톡 운동을 꾸준히 실천하며 건강을 유지해온 79세 여성이 있습니다. 그녀는 30년 전에 인공고관절 치환술을 받았지만, 지금까지 재수술 없이 건강하게 생활하고 있습니다. 이분은 "아직은 전철에서 자리에 앉고 싶지 않아요!"라고 말하며 주변 사람들을 놀라게 하고 있답니다.

걷는 것은 사람을 행복하게 만듭니다. 소중한 자신을 위해, 발꿈치를 톡톡 두드려 보세요!

Chapter 2

발꿈치 톡톡 운동

이제 '발꿈치 톡톡 운동'를
시작해볼 차례입니다!
또 앉아서 할 수 있는
발꿈치와 발바닥을 단련하는 운동도
함께 소개합니다.
꾸준히 실천하면
온몸이 건강해지는 효과를
확실히 느끼게 될 것입니다!

01

발꿈치
톡톡 운동

뼈를 강화하면서
관절도 정돈한다

먼저 기본 동작인
발꿈치 톡톡 운동을
마스터하세요.
각 세트는 좌우 각각
5회씩 실행합니다.
TV 광고를 보거나
외출하기 전 잠깐
시간을 내어 보세요.
아침 · 낮 · 저녁 · 밤,
하루 4회 연습하세요.

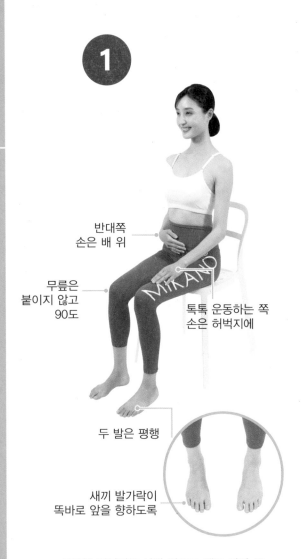

1

반대쪽
손은 배 위

무릎은
붙이지 않고
90도

톡톡 운동하는 쪽
손은 허벅지에

두 발은 평행

새끼 발가락이
똑바로 앞을 향하도록

• 의자에 엉덩이를 살짝 앞으로 빼고 앉아 무
릎 아래에 두 발바닥을 평행으로 놓고, 톡
톡 치는 쪽의 손은 허벅지에 두고, 반대쪽
손은 배에 둔다. 배꼽을 등 쪽으로 당긴다
는 느낌으로 자세를 바로잡는다.

2

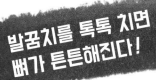
발꿈치를 톡톡 치면
뼈가 튼튼해진다!

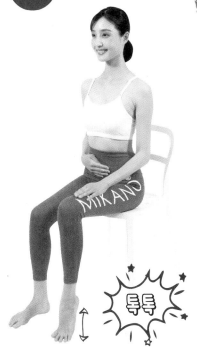

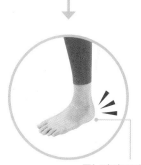

마지막 5번째는
발꿈치를 쭉 올리고

• 5번째는 발꿈치를 힘껏 올리고
발바닥을 확실히 편다.

툭! 떨어뜨리고
바닥을 세게 눌러준다!

• 발가락 밑부분으로 바닥을 딛고
발꿈치를 올린 뒤, 소리가 나도록
바닥에 떨어뜨린다.

• "톡, 톡, 톡, 톡" 리듬에 맞춰
4번 반복한다.

• 발꿈치뼈 무게에 맡겨서 바닥에 툭
떨어뜨린다. 마지막으로 발꿈치와
발바닥 전체로 바닥을 세게 누르고,
상체 자세를 바로잡는다.

동영상
보기!

02

발꿈치
스트레칭

발꿈치 근육과
항중력근을
강화시킨다

발바닥부터 이어지는
항중력근(발바닥, 종아리,
무릎 뒤, 허벅지 뒤쪽
근육)을 스트레칭하여
정체된 혈액과 림프의
순환이 원활해지도록
돕습니다. 호흡은
계속 유지하며,
힘을 빼고 편안하게
진행하세요.
한 세트당 좌우 각각
3회씩 반복합니다.

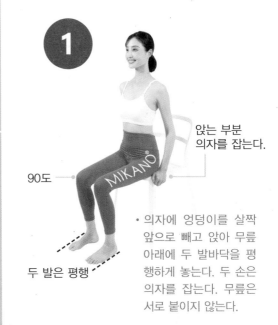

1

90도

두 발은 평행

앉는 부분
의자를 잡는다.

• 의자에 엉덩이를 살짝
앞으로 빼고 앉아 무릎
아래에 두 발바닥을 평
행하게 놓는다. 두 손은
의자를 잡는다. 무릎은
서로 붙이지 않는다.

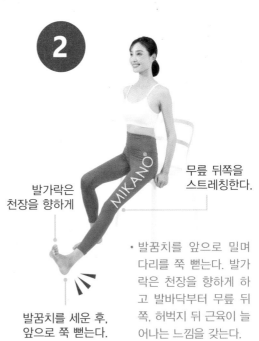

2

발가락은
천장을 향하게

무릎 뒤쪽을
스트레칭한다.

발꿈치를 세운 후,
앞으로 쭉 뻗는다.

• 발꿈치를 앞으로 밀며
다리를 쭉 뻗는다. 발가
락은 천장을 향하게 하
고 발바닥부터 무릎 뒤
쪽, 허벅지 뒤 근육이 늘
어나는 느낌을 갖는다.

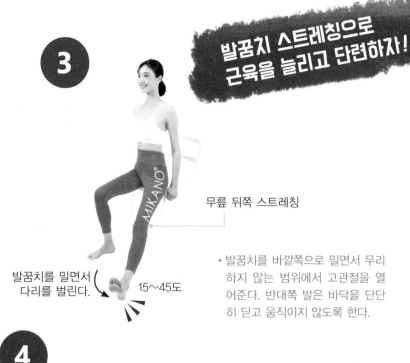

3

발꿈치 스트레칭으로
근육을 늘리고 단련하자!

무릎 뒤쪽 스트레칭

발꿈치를 밀면서
다리를 벌린다.

15~45도

• 발꿈치를 바깥쪽으로 밀면서 무리
하지 않는 범위에서 고관절을 열
어준다. 반대쪽 발은 바닥을 단단
히 딛고 움직이지 않도록 한다.

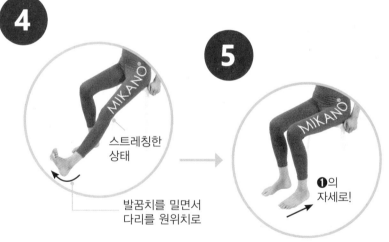

4

스트레칭한
상태

발꿈치를 밀면서
다리를 원위치로

• 발꿈치를 안쪽으로 밀어 고관절을
닫고, 발을 무릎 아래에 놓는다.

5

❶의
자세로!

• 양쪽 발바닥으로 바닥을 꾹 누르며
상체의 자세를 바르게 한다.

동영상
보기!

03

발가락
발바닥
스트레칭

잘 움직이는
발바닥을 만든다

발바닥과 발가락이 잘
움직이면, 넘어지지 않는
튼튼한 발을 만듭니다.
발가락 4개에 제대로
힘을 주면 발 아치가
유지되고 넘어질 위험이
줄어듭니다. 또 발가락이
들리지 않도록 바닥에
닿게 하는 감각을 익히는
것도 중요합니다.
이 동작은 한번에 좌우
각각 3세트씩 진행하세요.

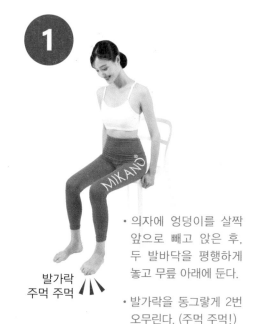

1

발가락
주먹 주먹

• 의자에 엉덩이를 살짝
 앞으로 빼고 앉은 후,
 두 발바닥을 평행하게
 놓고 무릎 아래에 둔다.

• 발가락을 동그랗게 2번
 오무린다. (주먹 주먹!)

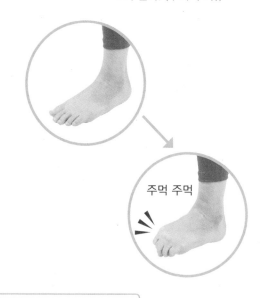

주먹 주먹

동영상
보기!

2

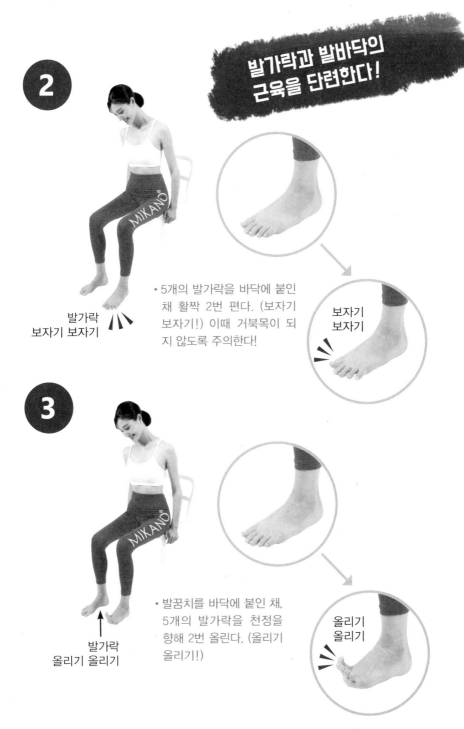

발가락
보자기 보자기

• 5개의 발가락을 바닥에 붙인
채 활짝 2번 편다. (보자기
보자기!) 이때 거북목이 되
지 않도록 주의한다!

보자기
보자기

3

발가락
올리기 올리기

• 발꿈치를 바닥에 붙인 채,
5개의 발가락을 천정을
향해 2번 올린다. (올리기
올리기!)

올리기
올리기

04

발꿈치
돌리기

발목, 무릎관절,
고관절을 정돈한다

발꿈치의 뒤틀림을
바로잡으면서 발목,
무릎, 고관절을
정돈합니다.
한번에 좌우 각각
3세트씩 진행하세요.
동작은 크고
정성스럽게 하는 것이
중요합니다. 외출 전에
이 동작을 하면
균형이 잡히고
걸음걸이가 훨씬
편안해질 거예요!

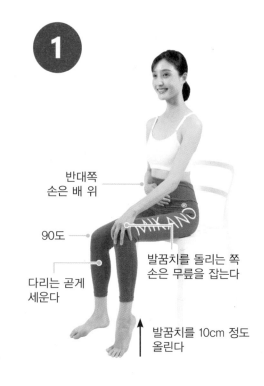

1

반대쪽
손은 배 위

90도

다리는 곧게
세운다

발꿈치를 돌리는 쪽
손은 무릎을 잡는다

발꿈치를 10cm 정도
올린다

- 의자에 엉덩이를 살짝 앞으로 빼고 앉아, 무릎
아래에 두 발바닥을 평행하게 놓는다. 손으로
무릎을 잡고 뒤꿈치를 들어 올리며 발바닥을
스트레칭한다. 이때 손으로 무릎을 잡아 몸이
흔들리지 않도록 지지해 준다. 다른 손은 배에
대고, 배꼽을 등 쪽으로 당긴다는 느낌으로 자
세를 바로잡는다.

동영상
보기!

잘 움직이는 민감한
발꿈치를 만든다!

무릎과 함께
바깥쪽으로
돌린다

무릎을 잡고
무릎에서 발꿈치까지
돌린다

• 먼저 무릎이 움직이지 않도록 잡고
  뒤꿈치와 함께 천천히 바깥쪽으로 3
  번 돌린다. 이때 허벅지에 힘이 들어
  가지 않도록 주의한다.

• 마지막으로 뒤꿈치를 최대한 올린
  후, 다시 바닥에 닿게 한다.

마지막에는
발꿈치를
쭉 들어올린다

발허리뼈
풀기

굳은 발등을
풀어준다

발허리뼈를 움직이지
않으면 발등이 점점
더 굳습니다. 발꿈치를
사용해 중족골과
그 주변 근육을
무리 없이 풀어주세요.
발이 피곤하거나
무겁게 느껴질 때도
도움이 됩니다.
이 동작은 한 번에
좌우 각각 3세트씩
진행합니다.

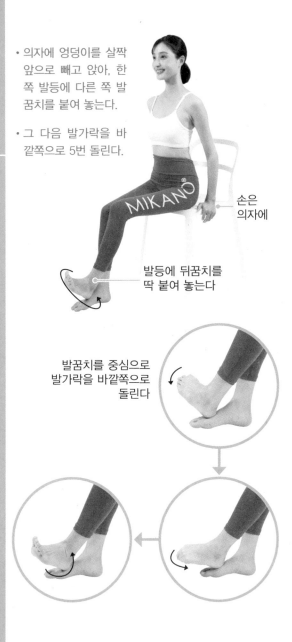

• 의자에 엉덩이를 살짝
  앞으로 빼고 앉아, 한
  쪽 발등에 다른 쪽 발
  꿈치를 붙여 놓는다.

• 그 다음 발가락을 바
  깥쪽으로 5번 돌린다.

손은
의자에

발등에 뒤꿈치를
딱 붙여 놓는다

발꿈치를 중심으로
발가락을 바깥쪽으로
돌린다

동영상
보기!

종아리
풀기

혈액순환을
촉진시킨다

발허리뼈와 함께
풀어줘야 할 부분은
종아리입니다.
오랜 시간 앉아 있으면
종아리가 붓고
무겁게 느껴지며
이 상태로 걸으면
발꿈치의 뒤틀림이
더 심해집니다.
한번에 좌우 각각
3세트씩 진행합니다.
중족골을 풀어주는
동작과 함께하는
습관을 들여보세요.

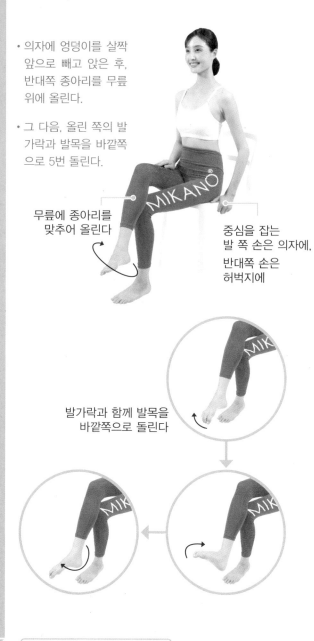

• 의자에 엉덩이를 살짝
앞으로 빼고 앉은 후,
반대쪽 종아리를 무릎
위에 올린다.

• 그 다음, 올린 쪽의 발
가락과 발목을 바깥쪽
으로 5번 돌린다.

무릎에 종아리를
맞추어 올린다

중심을 잡는
발 쪽 손은 의자에,
반대쪽 손은
허벅지에

발가락과 함께 발목을
바깥쪽으로 돌린다

동영상
보기!

07

계걸음 운동

발꿈치에서 다리 안쪽 근육을 단련시킨다

발바닥은 발가락, 아치, 발꿈치의 세 부분으로 나뉘어 각각 작용합니다. 이 세 부분을 각각 활성화하는 동작이 바로 계걸음 운동입니다. 이 운동은 한 번만 해도 충분한 효과를 볼 수 있습니다!

• 두 발은 항상 같은 거리만큼 움직이고, 두 무릎이 배꼽 앞에 올 때 동작을 마칩니다. 6번의 동작을 반복하며 두 발을 꼭 맞출 수 있도록 연습하고, 시작 자세의 감각을 익혀 보세요.

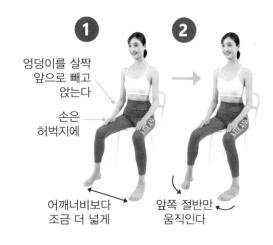

엉덩이를 살짝 앞으로 빼고 앉는다

손은 허벅지에

어깨너비보다 조금 더 넓게

앞쪽 절반만 움직인다

• 다리를 어깨너비보다 조금 넓게 벌려 양발을 평행하게 놓는다.

• 양발의 앞쪽을 미끄러지듯 움직여 발 끝이 안쪽으로 기울어지게 한다.

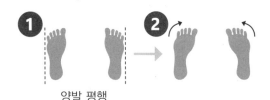

양발 평행

동영상 보기!

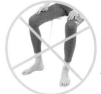

발꿈치가 안쪽으로
다가가지 않도록
주의한다!

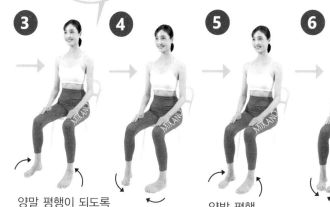
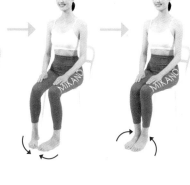

양말 평행이 되도록
발꿈치 안쪽으로

양발 평행

• 발꿈치는 양발이 평행이 될 정도로만
움직이고, 안쪽으로 기울어지지 않게
주의한다.

• 양발의 앞쪽을 움직일 때에는 발끝이
안쪽으로 기울어지게 한다.

• 마지막으로 두 발 안쪽을
꼭 맞추고, 발바닥으로 바
닥을 강하게 밀어낸다.

맞닿게

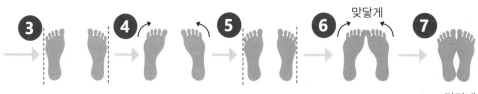

양발 평행   양발 평행   맞닿게

08

발꿈치를
통 · 슈

**잘 움직이는
발꿈치와 아치
만들기**

이 운동은 약간 난이도가
있는 고급 단계입니다.
게걸음을 부드럽고
자연스럽게 할 수 있게
되었다면 도전해 보세요.
발바닥과 아치가 더욱
안정될 겁니다.
한 번에 좌우 각각
3세트씩 진행합니다.
댄서가 된 듯한 기분으로
즐겁게 해보세요!

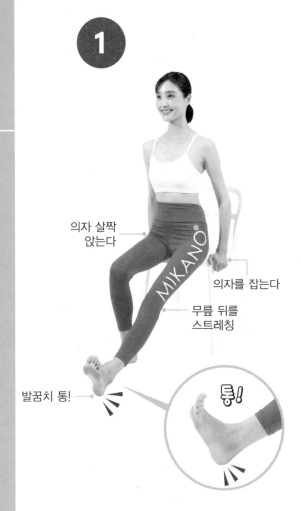

1

의자 살짝
앉는다

의자를 잡는다

무릎 뒤를
스트레칭

발꿈치 통!

통!

- 의자에 엉덩이를 살짝 앞으로 빼고 앉아, 무릎 아래에 양쪽 발은 평행하게 둔다. 양손으로 의자를 잡고, 무릎은 붙이지 않는다.

- 발꿈치를 앞으로 밀어 다리를 쭉 펴며, 발바닥에서 무릎 뒤쪽, 허벅지 뒤쪽 근육까지 스트레칭되는 것을 느낀다. 그런 다음, 발꿈치를 살짝 들어 올려 '통'하고 바닥에 찧는다. (통!)

발바닥의 아치를 의식하며
리듬감 있게, 통! 슉! 통! 슉!

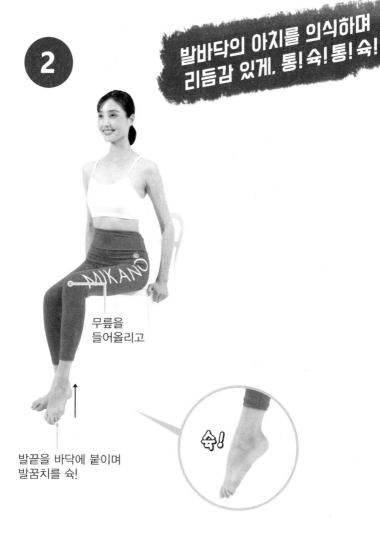

무릎을
들어올리고

발끝을 바닥에 붙이며
발꿈치를 슉!

슉!

- 발바닥 중심에 세로로 근막 선이 지나가는 상상을 하며, 발가락 끝을 '슉'하고 구부리고 무릎을 살짝 굽혀 발끝이 바닥에 닿게 한다. (슉!)

- '통! 슉!' 동작을 3번 반복한다.

동영상
보기!

09

발꿈치
마사지

매끄러운 뒤꿈치
만들기

이 동작은 발바닥의
감각을 더욱 민감하게
만드는 마사지입니다.
거칠어진 발꿈치는
발꿈치가 뒤틀려
혈액순환이 나빠졌다는
신호입니다. 자신의
발꿈치 상태를 체크하는
습관을 지니세요.
목욕할 때나 로션을
바를 때 해도 좋습니다.

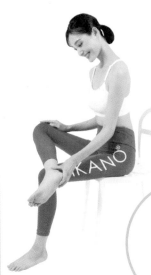

엄지손가락은
복사뼈 위에

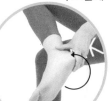

• 한쪽 발을 다른 쪽
허벅지 위에 올리
고, 반대쪽 손의 엄
지손가락을 안복사
뼈에 놓는다. 나머
지 네 손가락으로
발꿈치 바깥쪽을
향해 원을 그리며
부드럽게 마사지합
니다.

네 손가락으로
부드럽게

• 이 동작을 한번에
5번 반복합니다.

빙글빙글 돌리며
마사지한다

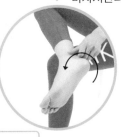

동영상
보기!

Chapter 3

100년 건강한 몸을
만드는 습관

뒤꿈치 톡톡 운동에 도전하는

독자 여러분이 건강해지는

기쁨을 더욱 느낄 수 있도록,

서는 법이나 지팡이 짚는 법 등

추가적인 건강 관리 방법을

소개합니다.

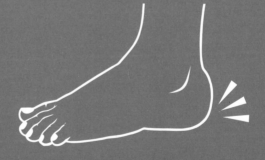

몸과 마음이 유연해지는 '새로운 습관'

이제 발꿈치 운동과 함께 실천하면 몸의 균형을 더 잘 잡고 매일 더 행복하게 만들어줄 습관과 사고방식의 팁을 소개합니다. 운동과 함께 하면 발꿈치의 뒤틀림이 바로잡히고 발바닥 근육이 튼튼해지는 효과도 한층 높아질 거예요.

모든 걸 다 할 필요는 없어요. 관심 가는 것만 골라서 해도 되고, 할 수 있겠다 싶은 것부터 해도 됩니다. 일단 시작하는 것이 중요합니다. 그리고 차츰 늘려 나가며 실천하는 거죠. 단, 적어도 한번쯤은 전부 시도해 보세요. 어렵지 않은 것들이니까 책을 보면서 부담 없이 도전해 보세요.

책을 읽고 "아, 그렇구나!" 하고 이해하는 것과 실제로 해보는 것은 완전히 다릅니다. 예를 들어, 댄스 선생님이 안무를 설명해주면 "아, 이렇게 움직이는 거구나" 하고 알 수는 있겠죠. 그런데 막상 음악이 시작되고 "하나, 둘, 셋, 시작!" 하는 순간, 선생님처럼 멋지게 춤출 수 있을까요? 초보자라면 머릿속으로 이해한 대로 몸이 잘 안 따라줄 가능성이 큽니다. 그렇죠, '안다'와 '할 수 있다'는 다르다는 걸 기억하세요.

훌륭한 댄서일수록 반복적인 연습의 중요성을 잘 알고 꾸준히 노력합니다. 때로는 멈춰 서거나 포기하고 싶을 때도 있지만, 한 걸음씩 할 수 있는 것을 하면서 나아가죠. 아무리 작은 일이라도 하지 못하던 것을 해내는 기쁨은 이루 말할 수 없습니다.

관절통 때문에 서 있는 것조차 힘들던 사람이 꾸준히 운동을 이어가면서 한 걸음 내딛고, 세 걸음을 걷고, 마침내 지팡이 없이 외출할 수 있게 된 놀라운 사례를 많이 봐왔습니다. 이렇게 꾸준히 노력하면 나이가 들어도 이상적인 자신의 모습에 한 걸음 더 가까워질 수 있습니다.

몸은 나이에 비례해서 무조건 늙는 것은 아니지만, 근육과 뼈는 서서히 약해지는 과정을 피할 수 없습니다. 그렇기에 자신의 몸에 감사하며 운동과 생활습관으로 꾸준히 관리하는 것이 중요합니다.

일단 오늘부터 시작해 보세요. 그것이 3일, 7일, 한 달, 그리고 세 달로 이어지며 결국 습관이 될 겁니다. 너무 어렵게 생각하지 말고, 가볍게 도전해 보세요!

신발 밑창으로 보는
당신의 걸음걸이 습관

지금 자신의 발이 '통증 없이 평생 걸을 수 있는 상태'인지 다시 한번 점검해 보세요. 아래 항목 중 하나라도 해당한다면, 오늘부터 운동이나 생활습관 개선을 시작해 보세요.

① 발바닥에 아치가 없다.

② 발꿈치 근육이 무르고 힘이 없다.

③ 발꿈치 각질이 두껍고 건조하며 거칠다.

④ 다리나 발목이 굵고 틀어져 있고, O자 다리가 되어 있다.

⑤ 걸을 때 발소리가 크고, 신발 밑창이 금방 닳거나 특정 부분만 유난히 닳는다.

그리고 신발 밑창 상태도 꼭 확인해 보세요. 사람마다 걷는 습관에 따라 신발 밑창의 닳는 모양이 다릅니다. 발꿈치, 무릎, 골반이 뒤틀리거나 어긋나 있으면 신발 밑창에 고르게 압력이 가해지지 않아 특정 부분만 닳기 때문입니다. 오른쪽 쪽의 ❶을 제외한 경우는 뒤꿈치가 틀어진 증거라고 볼 수 있습니다.

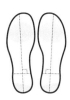

1 거의 닳지 않음

뒤꿈치가 뒤틀리지 않았으며 발바닥부터 무릎 뒤, 고관절, 엉덩이로 이어지는 항중력근이 제대로 작동하고 있다. 상체도 곧게 펴져 하체에 무리가 가지 않는 건강한 걸음걸이를 갖고 있다.

2 뒤꿈치 바깥쪽이 닳음

바깥쪽 복사뼈가 내려가 있고, 뒤꿈치가 바깥쪽으로 기울어져 있다. O자 다리나 XO자 다리 유형으로, 등이 굽거나 지나치게 젖혀져 있는 경우가 많다. 또 엄지발가락이 바깥쪽을 향하는 팔자걸음으로 걷는 특징이 있다.

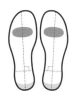

3 앞쪽 중앙이 닳음

아킬레스건이 경직되어 발을 잘 들지 못하고, 뒤꿈치 뒤쪽을 끌며 땅에 닿는 걸음걸이를 하고 있다. 이로 인해 상체가 앞으로 기울어진 자세로 걷게 된다.

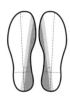

4 안쪽 전체가 닳음

발목 안쪽 복사뼈가 내려가 있고, 뒤꿈치가 안쪽으로 기울어져 있다. X자 다리 유형으로, 고관절과 무릎 관절이 틀어져 있는 경우가 많다. 안짱걸음(내전걸음)으로 걷거나 허벅지나 무릎을 붙이는 습관이 있는 경우 자주 나타난다.

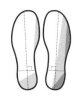

5 좌우 비대칭

양쪽 다리 길이가 다르고, 골반이나 척추가 크게 뒤틀어진 경우이다. 고관절의 틀어짐, 골절, 혹은 염좌가 원인인 경우가 많다. 발꿈치의 뒤틀림을 바로잡는 것이 문제를 해결하는 첫걸음이다.

큰 걸음 걷기는
넓어질 위험이 크다!

큰 걸음으로 걷게 되면 몸이 앞으로 기울어지고, 뒤꿈치가 뒤틀려 더 악화됩니다. 그로 인해 시야가 좁아져 넘어질 위험이 커집니다. 올바른 자세로 걸으면 고관절부터 무릎, 발목까지 정돈되어 근육이 더 잘 늘어나고 온몸의 혈류도 개선됩니다.

많이 걷거나 빠르게 걸을 필요는 없습니다. 중요한 것은 '바르게 자세를 잡고, 여유 있게 걷는 것'입니다. 거울 앞에서 올바른 자세를 익혀 보세요. 올바른 자세로 걸으면 걷는 소리가 조용해지고 머리도 흔들리지 않고 오랫동안 걸어도 피로가 덜 쌓입니다.

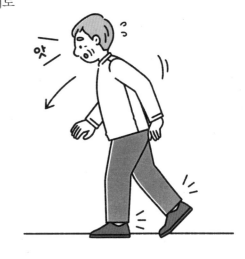

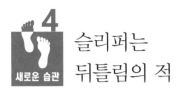

4 슬리퍼는 뒤틀림의 적

새로운 습관

슬리퍼를 신으면 몸이 앞으로 기울어지고 발등에 힘을 주면서 걷게 되어 발꿈치가 더 뒤틀리게 됩니다. 원본 88~89쪽에서 소개된 올바른 자세로 걷으려고 해도 슬리퍼가 발보다 먼저 앞서 나가게 됩니다. 맨발로 지내고 싶지 않은 분에게는 여름에는 조리형 슬리퍼를 추천합니다. 엄지발가락과 네 개의 발가락이 분리되어 자유롭게 움직일 수 있습니다. 겨울에는 부츠형 슬리퍼를 신는 것이 좋습니다. 발목까지 완전히 덮어주는 슬리퍼는 일반적인 슬리퍼보다 올바른 자세로 걷는 데 도움이 됩니다.

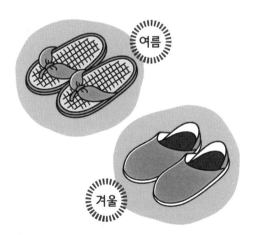

여름

겨울

넘어지지 않고 걷기, 발꿈치 걷기

- 먼저 주먹 하나 정도의 간격을 두고 발바닥을 평행하게 놓습니다. 이때 중심은 발꿈치 쪽에 두고, 몸이 앞으로 기울어지지 않도록 합니다.

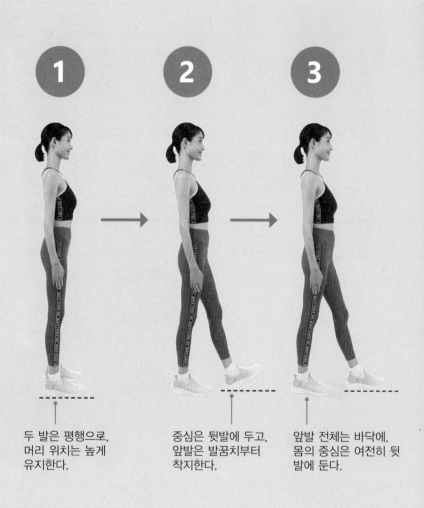

1 두 발은 평행으로, 머리 위치는 높게 유지한다.

2 중심은 뒷발에 두고, 앞발은 발꿈치부터 착지한다.

3 앞발 전체는 바닥에, 몸의 중심은 여전히 뒷발에 둔다.

• 한쪽 발바닥과 무릎이 일직선이 되게 하고, 발꿈치부터 착지해 이어서 움푹 패인 발바닥 아치, 발가락 순으로 발바닥 전체가 바닥에 닿게 합니다.

• 앞발 전체가 바닥에 닿으면 중심을 이동시킵니다.

• 빠르게 걷지 않아도 됩니다. 작은 걸음으로, 처음에는 천천히 정확하게 하세요!

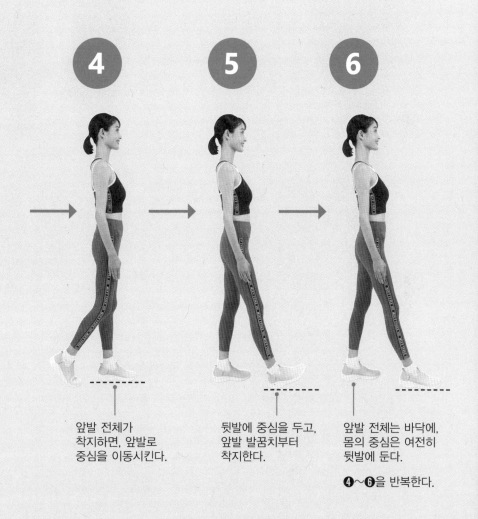

앞발 전체가 착지하면, 앞발로 중심을 이동시킨다.

뒷발에 중심을 두고, 앞발 발꿈치부터 착지한다.

앞발 전체는 바닥에, 몸의 중심은 여전히 뒷발에 둔다.

❹~❻을 반복한다.

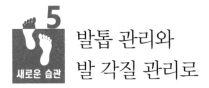

발톱 관리와
발 각질 관리로

발꿈치를 정돈하고 평생 걸을 수 있는 발을 만들기 위해서는 운동뿐만 아니라 발톱과 각질 관리도 함께 해주는 것이 중요합니다.

먼저 발톱은 너무 짧게 자르거나 너무 길게 두는 것이 좋지 않습니다. 자주 확인하여 적당한 길이로 관리해 주세요. 신발 크기가 발에 맞지 않으면 발이 편치 않은 것은 물론이고 나아가 발톱이 말려 문제가 될 수 있습니다. 신발을 구매할 때는 꼭 신어 보고 크기를 확인해야 합니다.

냉증이 있는 분들은 발꿈치가 거칠어지기 쉽습니다. '어떻게든 깔끔하게 하고 싶다'는 고민을 많이 듣는데, 발꿈치 톡톡 운동을 통해 관절의 뒤틀림을 해결하고 혈액순환이 개선되면 자연스럽게 개선됩니다. 혈액순환이 좋아지면 발바닥의 세포 재생이 활발해져 각질이 두꺼워지지 않고 건강한 피부로 바뀝니다.

'지금 바로 해결하고 싶다!'는 분들은 발바닥 팩을 하거나 보습 크림을 바른 다음 양말을 신어 충분히 흡수되도록 해주세요.

6 새로운 습관
100세까지 걸을 수 있는 지팡이 고르기

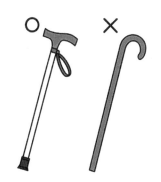

    지팡이는 외관이 멋지거나 스틱처럼 생긴 것보다는 올바른 자세를 유지할 수 있는 형태로 골라야 합니다.

    특별한 건강의 문제가 있거나 장애가 있는 경우가 아니라면, 손잡이가 T자형으로 잡았을 때 편안한 것을 선택하세요.

    또 끈이 달린 지팡이가 더 안전합니다. 지팡이의 끝부분은 바닥이 견고하고 땅에 수직으로 밀어낼 수 있는 안정감이 있는 것이 좋습니다. 지팡이의 바닥이 3발이나 4발 등으로 나누어진 지팡이는 경사로나 턱이 있는 곳에서 사용하기 어려울 수 있습니다.

    오랫동안 걷고 싶은 경우, 두 개의 지팡이를 스키 스틱처럼 사용하는 것도 좋은 선택입니다.

안전하고 올바른 지팡이 사용법

- 통증이 있는 다리의 반대쪽 손에 지팡이를 쥐고, 발의 중심 옆에 수직으로 놓습니다. 전방의 안전을 확인한 후, 지팡이를 조금 앞에 내밀고, 같은 쪽 발을 지팡이 옆으로 한 걸음 내딛습니다.

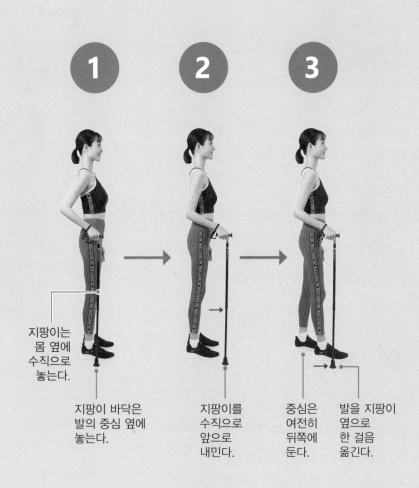

1

지팡이는
몸 옆에
수직으로
놓는다.

지팡이 바닥은
발의 중심 옆에
놓는다.

2

지팡이를
수직으로
앞으로
내민다.

3

중심은
여전히
뒤쪽에
둔다.

발을 지팡이
옆으로
한 걸음
옮긴다.

• 지팡이 쪽 발바닥으로 몸이 지탱되고 있는지 확인한 후, 지팡이를 수직으로 지면을 누르면서 다른 쪽 발을 한 걸음 내딛습니다.

• 가능한 머리를 쭉 펴고, 상체를 지팡이에 의지하지 않도록 주의하세요.

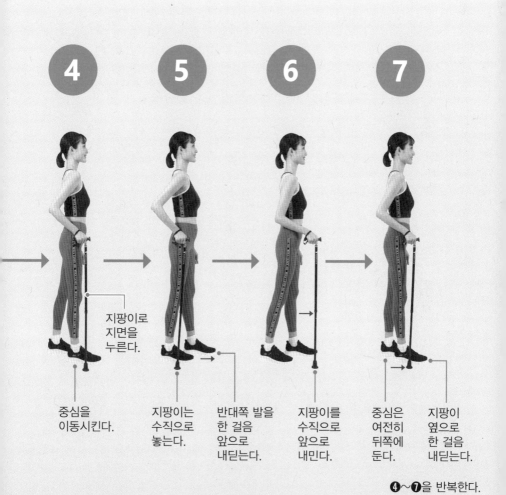

4

지팡이로 지면을 누른다.

중심을 이동시킨다.

5

지팡이는 수직으로 놓는다.

반대쪽 발을 한 걸음 앞으로 내딛는다.

6

지팡이를 수직으로 앞으로 내민다.

7

중심은 여전히 뒤쪽에 둔다.

지팡이 옆으로 한 걸음 내딛는다.

❹~❼을 반복한다.

양치하면서 함께하는 혀 운동, 웃는 연습

먹고, 이야기하고, 숨 쉬고, 웃을 때…… 모두 치아가 중요합니다. 치아 관리는 자주, 그리고 꼼꼼하게 해주세요. 양치 후에는 혀로 입안의 치아와 잇몸을 부드럽게 문지르거나, 볼과 입 주위를 원 그리듯이 마사지해 보세요. 또 혀를 입 밖으로 내밀고 위아래, 좌우로 움직여 보세요. 혀 운동은 입 주변 근육을 강화하고 팔자주름을 줄이는 데 도움이 됩니다.

또한 양치할 때 함께 하면 좋은 습관이 있습니다. 거울 속 자신에게 "오늘도 건강해서 다행이야!"라고 말하며 미소를 지어보세요. 어른이 되면 누군가에게 칭찬을 들을 일도 적고 본심을 말할 기회가 적어지죠. 그래서 스스로 자신을 칭찬하는 습관을 기르면 마음이 편안해집니다.

양치할 때와 거울을 보고 웃을 때, 발바닥과 자세도 신경 써 주세요. 불필요한 긴장은 풀고, 발꿈치와 발가락 뿌리로 바닥을 단단히 딛고 바른 자세로 서세요.

- 매일 아침, 이를 닦기 전에 벽에 머리 · 어깨 · 엉덩이 · 발꿈치를 붙이고 설 수 있는지 점검해 보세요.

- 머리 · 어깨 · 엉덩이 · 발꿈치가 일직선으로 정렬되면, 발꿈치와 관절이 비틀리거나 어긋나지 않은 상태입니다.

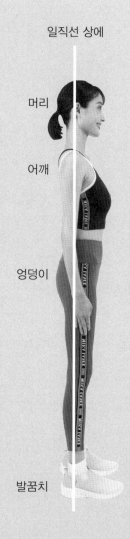

일직선 상에

머리

어깨

엉덩이

발꿈치

8 의자와 쿠션
사용법

새로운 습관

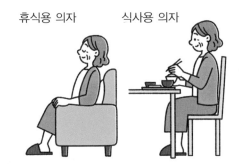

휴식용 의자   식사용 의자

의자는 용도에 맞게 바꾸는 것이 이상적입니다. 가능하면 세
가지 종류로 구분해서 사용하세요.

식사할 때는 앉는 면이 단단하고 등받이와 좌석이 90도 직각을
이루는 의자가 가장 좋습니다. 음식을 쏟지 않으려고 굽은 자세
를 취하는 사람들이 있는데, 최소한 식사 중에는 발바닥에 힘을
주고 바른 자세로 앉는 것이 중요합니다.

휴식 시간에는 오랫동안 앉아 있어도 피로하지 않도록 몸을 감
싸는 의자나 소파를 사용하세요. 쿠션을 사용하면 허리 부담을
덜 수 있습니다. 다만, 너무 오랫동안 앉아 있는 것은 피하세요.
1시간마다 한번씩 일어나거나 스트레칭을 해주세요!

- '단순히 일어서는 것'이라며 소홀히
  여겨서는 안 됩니다. 균형을 잃지 않
  으려면 세심한 주의가 필요합니다.

- 특히 거북목과 같은 잘못된 자세로 일
  어나거나 발바닥이 불안정한 상태에
  서는 휘청거리게 됩니다.

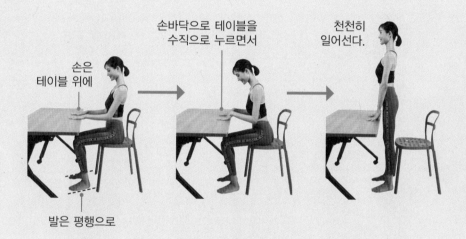

손은
테이블 위에

손바닥으로 테이블을
수직으로 누르면서

천천히
일어선다.

발은 평행으로

- 발은 주먹 하나 정도 간격으로 평행
  하게 놓고, 양손은 테이블 위에 올리
  거나, 단단한 의자의 앉는 부분을 잡
  는다. 목을 앞으로 내밀거나 상체만
  앞으로 기울어지는 자세는 피하도록
  주의한다.

- 양손으로 테이블을 잡고, 바닥을 향
  해 수직으로 눌러가며 천천히 일어
  납니다. 이때 발꿈치에 단단히 힘을
  주는 것이 핵심입니다.

바른 자세로 안전하게 앉기

- 앉는 동작에서는 한쪽 발로 체중을 지탱하는 순간이 발생합니다. 하지만 휴식은 안정적으로 앉은 후에 시작되니 움직임의 과정을 이해하며 신중히 앉는 것이 중요합니다.

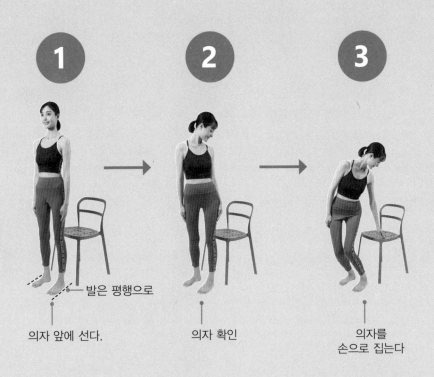

1 의자 앞에 선다.

발은 평행으로

2 의자 확인

3 의자를 손으로 집는다

- 앞 쪽에서 익힌 '바른 자세로 일어나기'를 의식하면서 의자 앞에 선다. 두 발은 주먹 하나 정도의 간격을 두고 평행으로 놓는다.

- 뒤를 돌아 의자의 위치를 확인한다. 의자가 예상보다 멀리 있다면 엉덩방아를 찧으면 골절 등의 위험이 발생할 수 있다.

- 의자를 손으로 살짝 짚고 위치를 재확인한다.

- 발바닥 전체로 바닥을 딛고 균형 잡힌 자세를 유지하면, 몸의 피로를 효과적으로 줄일 수 있습니다.

동영상
보기!

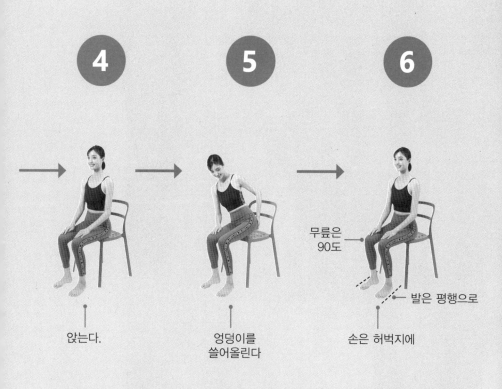

4

앉는다.

- 상체를 천천히 앞으로 돌리면서 허리를 내리고 앉는다.

5

엉덩이를
쓸어올린다

- 허벅지 아래쪽에서부터 엉덩이를 쓸어올리며 고쳐 앉으면 좌골로 바르게 앉기 쉽다.

6

무릎은
90도

발은 평행으로

손은 허벅지에

- 발꿈치로 바닥을 딛는 바른 자세를 유지한다.

구부정한 자세 바로잡는
8자 어깨 돌리기

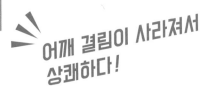

어깨 결림이 사라져서
상쾌하다!

1

손깍지를 끼운다.

손바닥을 뒤집어서
스트레칭한다.

무릎은
90도

발은 평행

- 의자에 엉덩이를 살짝 앞으로 빼고 앉아 무릎 아래에
  발바닥을 평행하게 놓는다. 가슴 앞에서 양손을 깍지
  끼고 손바닥을 뒤집어 앞으로 밀듯이 스트레칭한다.

116

• 의자에 앉아 오랫동안 앞으로 숙이거나 거북 목 자세로 있으면 몸이 그 자세에 고정될 수 있습니다. 올바르게 서고, 앉고, 걷기 위해서는 상체 운동을 통해 몸을 풀어주는 것이 중요합니다! 어깨뼈를 크게 움직여 주세요.

동영상 보기 !

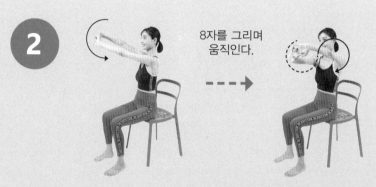

2 8자를 그리며 움직인다.

• 손가락을 중심으로 8자 모양을 그리듯 어깨와 팔을 크게 움직인다. 팔꿈치를 구부려 큰 움직임을 주며 양쪽 어깨뼈가 교차하며 움직이는 걸 의식한다.

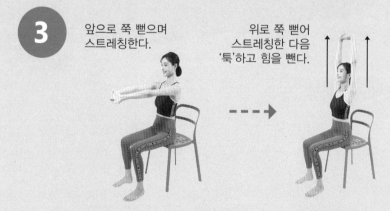

3 앞으로 쭉 뻗으며 스트레칭한다.

위로 쭉 뻗어 스트레칭한 다음 '툭'하고 힘을 뺀다.

• 8자 모양을 그린 3회 후, 팔을 앞으로 스트레칭하여 손바닥을 크게 앞으로 밀어냅니다.

• 그 상태에서 손바닥을 천장을 향하게 하고, 머리 위로 스트레칭한 후, 툭 하고 아래로 힘을 빼며 내립니다.

골절되더라
의욕은 잃지 말자

고령자에게 골절은 드문 일이 아닙니다. 조금만 발이 걸려도 쉽게 골절되는 일이 흔히 발생합니다. 게다가 큰 병이나 사고 없이 건강하게 살아왔던 분들이라도 골절이나 입원을 겪게 되면 충격을 받아 우울해지고 금세 나이가 들어 보이는 경우가 많습니다.

골절은 반드시 치료됩니다. 오히려 '마음의 골절'이 더 심각할 수 있습니다. 몸의 일은 의사를 믿고 맡기면 괜찮습니다. 중요한 것은 치료 후의 생활을 긍정적으로 상상하는 것입니다. "저기까지 걸어가야지", "이거 먹어야지", "그 사람을 만나야지" 하면서 스스로 동기부여를 하고, 하고 싶은 일을 떠올리며 지내세요. 그렇게 생각하는 것만으로도 혈액순환이 좋아지고 회복도 빨라질 것입니다. 가장 큰 문제는 의욕이 사라지는 것입니다.

몸을 조금이라도 움직일 수 있게 되면, 손가락이 움직이는지, 발목이 움직이는지, 할 수 있는 것을 확인하고 그것에 집중해서 점진적으로 신체활동을 늘려주세요.

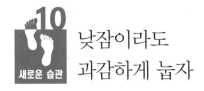

낮잠이라도
과감하게 눕자

앞에서 이야기한 것처럼 자신도 모르게 깜박 졸고 '밤에 잠을 못 자겠다'고 고민하는 분들이 많습니다. 밤잠도 문제지만, 앉은 채로 잠을 자면 그동안 운동으로 정돈된 몸이 뒤틀릴 수 있습니다. 잠이 오면 누워서 자는 것이 좋습니다.

낮잠은 점심 후에 자는 것이 가장 좋습니다. 15~20분, 길어도 30분 정도가 적당합니다. '아침 5시에 일어났다'면 수면시간이 부족하므로 90분 정도 충분히 낮잠을 자는 것도 좋습니다. 하지만 30~90분 정도 낮잠을 자면 수면 사이클을 방해할 수 있으니 주의해야 합니다. 물론 90분 이상 자는 것도 좋지 않습니다. 낮잠을 너무 많이 자면 밤에 잠을 잘 수 없으니 주의해야 합니다. 수면 사이클은 습관이 됩니다.

'잠이 들지 않는다'고 너무 걱정하는 것도 좋지 않습니다. 중요한 것은 하루 전체 수면시간입니다. 약물에 의존하기 전에 자신의 수면 사이클을 다시 한 번 점검해 보는 것이 좋습니다.

목욕하기 싫을 때에는
찜질수건을 사용하자

몸 상태가 좋지 않거나 춥거나 귀찮을 때가 있습니다. 가끔은 '오늘은 씻기 싫다'고 느낄 때도 있지요. 그런 날에는 따뜻한 수건으로 몸을 닦아주는 것만으로도 충분합니다. 다만, 추운 날에는 먼저 실내 온도를 따뜻하게 해놓고 진행하세요.

물을 적신 수건을 살짝 짜서 랩에 감싸고, 전자레인지에서 500~600와트로 약 1분간 가열한 뒤 펼칩니다. (좀 더 따뜻하게 하고 싶으면 20초 간격을 두고 다시 가열하면 됩니다)

따뜻한 수건으로 몸을 닦으면 손목을 움직이는 효과도 있습니다. 귀찮다면 발끝만 닦는 것도 좋습니다. 또한 따뜻한 수건을 손이나 발, 어깨, 목에 잠시 올려두면 혈액순환이 좋아져서 기분이 훨씬 좋아집니다.

무리하지 않는 것이 가장 중요합니다. 목욕도 '매일 꼭 해야 한다'는 규칙은 없으니까요. 하고 싶을 때, 편안하게 하면 됩니다.

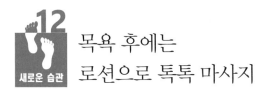

목욕 후에는
로션으로 톡톡 마사지

목욕 후에는 온몸에 보습 로션을 충분히 발라주는 습관을 들이세요. 나이가 들면 피부가 건조해지기 쉬운데, 부드럽고 매끄러운 피부를 유지하려면 충분한 관리가 필요합니다. 이왕이면 기분 좋고 행복한 느낌을 주는 향이 나는 제품을 선택하세요. 목욕 후 시간이 더 즐거워질 거예요.

로션을 바를 때는 '주먹으로 톡톡 두드리기'(122쪽), '손바닥으로 토닥토닥 두드리기'(126쪽), '손바닥으로 쓰담쓰담 쓰다듬기'(128~131쪽) 같은 방법으로 마사지해 주세요. 나이가 들면 피부감각이 떨어지기 마련인데, 이런 방법들은 피부감각을 깨우고 부교감신경을 자극해 기분을 편안하게 해주는 효과가 있습니다.

또 '관절 팍팍'(116쪽~)은 목욕 후 부드러워진 관절을 더욱 잘 정돈해줍니다. 목욕 중에 '발꿈치 마사지'(80쪽)도 함께 하면 좋습니다! 운동뿐만 아니라 몸의 표면을 케어하는 방법으로도 몸을 돌보세요.

주먹으로
톡톡 두드리기

뼈에 자극을 주어
강하게 만든다!

0 기본 자세!

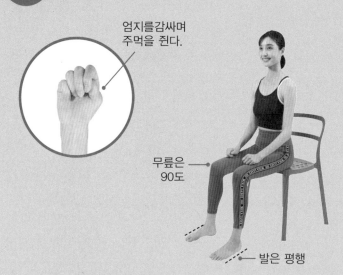

엄지를 감싸며
주먹을 쥔다.

무릎은
90도

발은 평행

- 주먹을 쥘 때는 엄지를 다른 손가락 안에 넣어 감쌉니다. 엄지 쪽으로 두드리면 약간 부드럽게, 네 손가락 쪽으로 두드리면 조금 더 강하게 조절할 수 있습니다.

- 의자에 엉덩이를 살짝 앞으로 빼고 앉아 무릎 아래 발바닥을 평행하게 놓습니다. 발꿈치로 바닥을 눌러 몸이 앞으로 기울지 않도록 주의하세요.

- 뼈와 근육을 두드리면 신진대사가 촉진되고 세포가 활성화됩니다. 자신이 직접 하면서 힘을 조절할 수 있으니 "너무 아파!" 할 일도 없습니다. 마치 "잘 지내지?"라고 인사를 건네듯 몸을 가볍게 두드리듯, 편안한 강도로 시도해 보세요.

동영상 보기 !

1 허리 톡톡톡!

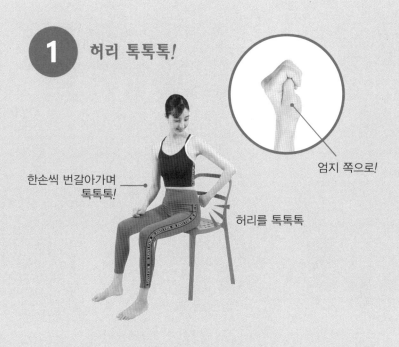

한손씩 번갈아가며 톡톡톡!

엄지 쪽으로!

허리를 톡톡톡

- 허리를 약하게 자극하기 위해 엄지손가락 쪽을 사용하세요. 한 손씩 번갈아 가며 주먹을 만들어 진행합니다. 한 쪽씩 천천히 정성스럽게 하면 뼈와 세포를 더욱 효과적으로 활성화할 수 있습니다.

- 한 손으로 주먹을 쥔 뒤, 주먹을 쥔 쪽으로 몸을 돌립니다. 허리에서 등까지 '톡톡' 두드리며 마사지합니다. 이후 기본 자세로 돌아가 반대쪽도 같은 방식으로 진행하세요.

2 팔과 어깨 톡톡톡!

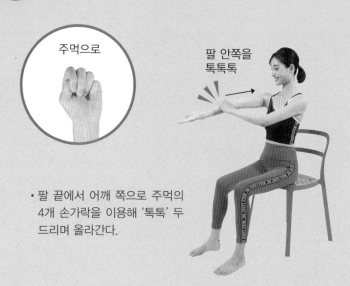

주먹으로

팔 안쪽을
톡톡톡

• 팔 끝에서 어깨 쪽으로 주먹의
4개 손가락을 이용해 '톡톡' 두
드리며 올라간다.

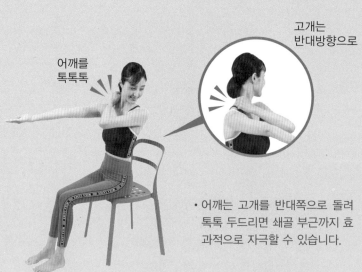

어깨를
톡톡톡

고개는
반대방향으로

• 어깨는 고개를 반대쪽으로 돌려
톡톡 두드리면 쇄골 부근까지 효
과적으로 자극할 수 있습니다.

3 다리 톡톡톡!

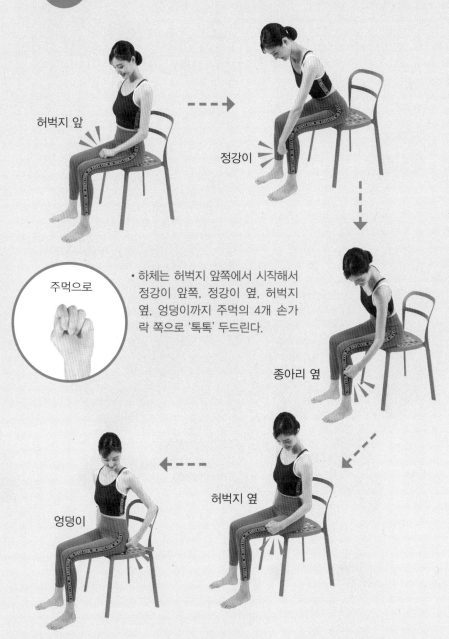

허벅지 앞

정강이

주먹으로

종아리 옆

허벅지 옆

엉덩이

• 하체는 허벅지 앞쪽에서 시작해서 정강이 앞쪽, 정강이 옆, 허벅지 옆, 엉덩이까지 주먹의 4개 손가락 쪽으로 '톡톡' 두드린다.

손바닥으로
토닥토닥 두드리기

신경을 깨워 피부 감각을
민감하게 만든다!

 1 팔과 어깨를 토닥토닥!

- 의자에 엉덩이를 살짝 앞으로 빼고 앉아,
  무릎 아래 발바닥을 평행하게 놓는다.

- 팔 끝부분에서 어깨를 향해 손바닥으로
  가볍게 '토닥토닥' 두드린다.

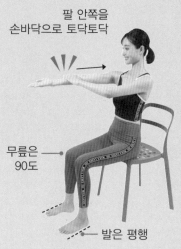

팔 안쪽을
손바닥으로 토닥토닥

무릎은
90도

발은 평행

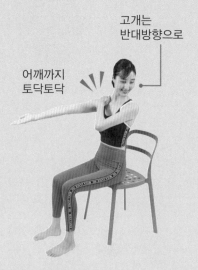

고개는
반대방향으로

어깨까지
토닥토닥

• 씨름선수나 유도선수가 경기 전에 얼굴이나 몸을 찰싹찰싹 두드리는 모습을 본 적 있나요? 기합을 넣는 의미도 있지만, 피부에 자극을 주면 불필요한 힘이 빠지고 몸 전체적인 연결을 더 잘 느낄 수 있습니다.

동영상 보기 !

2 다리를 토닥토닥!

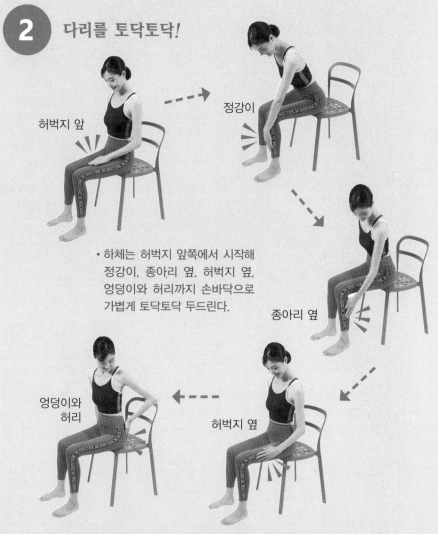

허벅지 앞

정강이

• 하체는 허벅지 앞쪽에서 시작해 정강이, 종아리 옆, 허벅지 옆, 엉덩이와 허리까지 손바닥으로 가볍게 토닥토닥 두드린다.

종아리 옆

엉덩이와 허리

허벅지 옆

손바닥으로 쓰담쓰담 쓰다듬기 ❶ 하체

하체를 부드럽게 쓰다듬어 신경을 이완시킨다!

1 하체를 쓰담쓰담!

- 의자에 엉덩이를 살짝 앞으로 빼고 앉아, 무릎 아래 발바닥을 평행하게 놓는다.

- 림프의 흐름에 따라 허벅지가 시작되는 부분부터 정강이를 향해 쓰다듬는다.

손바닥으로 쓰담쓰담

허벅지 앞

무릎은
90도

발은 평행

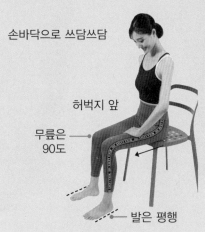

정강이

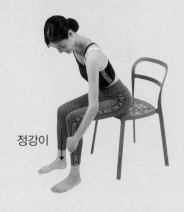

- 톡톡, 토닥토닥 두드린 후에는 마지막으로 부드럽게 쓰다듬어 줍니다. 이렇게 하면 강화되거나 고조된 감각을 진정시킬 수 있습니다. 중요한 점은 혈액과 림프의 흐름을 거스르지 않는 것입니다. 흐름을 돕는다는 느낌으로 진행하세요.

동영상 보기 !

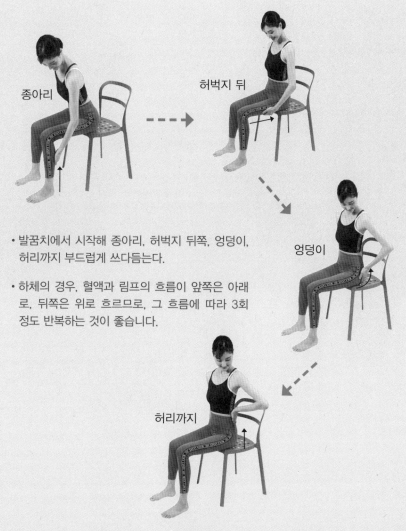

종아리

허벅지 뒤

엉덩이

허리까지

- 발꿈치에서 시작해 종아리, 허벅지 뒤쪽, 엉덩이, 허리까지 부드럽게 쓰다듬는다.

- 하체의 경우, 혈액과 림프의 흐름이 앞쪽은 아래로, 뒤쪽은 위로 흐르므로, 그 흐름에 따라 3회 정도 반복하는 것이 좋습니다.

상체를 부드럽게 쓰다듬어
신경을 이완시킨다!

2 상체를 쓰담쓰담!

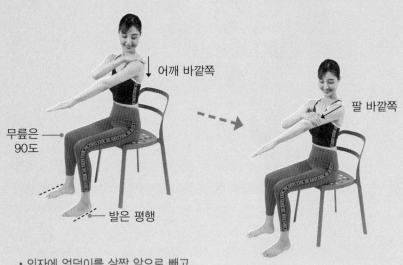

어깨 바깥쪽

무릎은
90도

발은 평행

팔 바깥쪽

- 의자에 엉덩이를 살짝 앞으로 빼고
  앉아, 무릎 아래 발바닥을 평행하
  게 놓는다.

- 림프액의 흐름에 맞춰 어깨 바깥쪽
  에서 시작해 팔 바깥쪽을 따라 손
  끝 쪽으로 부드럽게 쓰다듬는다.

• 하체를 부드럽게 쓰다듬기를 한 후에는 상체도 계속해서 쓰담쓰담 해줍니다. 피부는 인체에서 가장 큰 장기이므로, 피부 트러블이 있거나 건조한 부분이 없는지 스스로 점검하듯이 진행하세요. 로션이나 바디크림을 사용해도 좋습니다.

동영상 보기 !

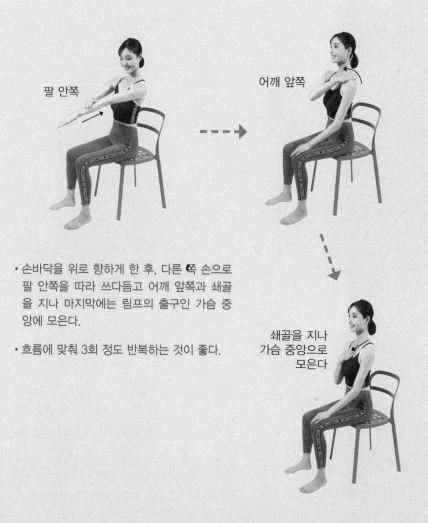

팔 안쪽

어깨 앞쪽

쇄골을 지나 가슴 중앙으로 모은다

• 손바닥을 위로 향하게 한 후, 다른 쪽 손으로 팔 안쪽을 따라 쓰다듬고 어깨 앞쪽과 쇄골을 지나 마지막에는 림프의 출구인 가슴 중앙에 모은다.

• 흐름에 맞춰 3회 정도 반복하는 것이 좋다.

까닥까닥
관절 풀기

관절의 막힘을 풀고
정돈한다!

1 손가락을 까닥가닥!

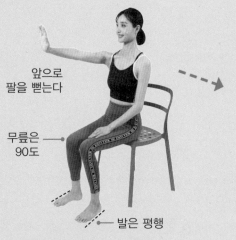

앞으로
팔을 뻗는다

무릎은
90도

발은 평행

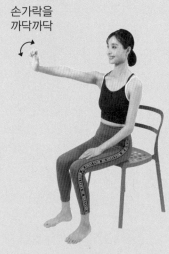

손가락을
까닥까닥

• 의자에 엉덩이를 살짝 앞으로 빼고
앉아, 무릎 아래 발바닥을 평행하
게 놓는다.

• 팔을 앞으로 뻗어 손목을 위로 젖
혀, 5개 손가락을 가볍게 굽히는
동작을 5회 반복합니다. 이 동작을
2세트 진행합니다.

- 손목이나 어깨를 가볍게 '팍팍' 움직여 주면 뻣뻣해진 관절이 풀립니다. 이렇게 하면 상체가 한층 가벼워지고, 어깨와 목을 움직였을 때 나는 '뽀드득', '우드득' 소리도 줄어듭니다. 사무실 업무 중 휴식에 효과적입니다.

동영상
보기 !

2 손목을 까닥가닥!

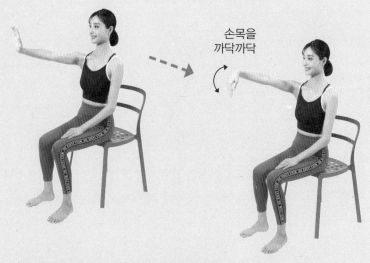

손목을
까닥까닥

- 손목의 힘을 빼고 손목 관절을 아래로 향하게 한 뒤, 5회 가볍게 까닥까닥 흔듭니다. 이 동작을 2세트 반복합니다.

③ 팔꿈치를 까닥가닥!

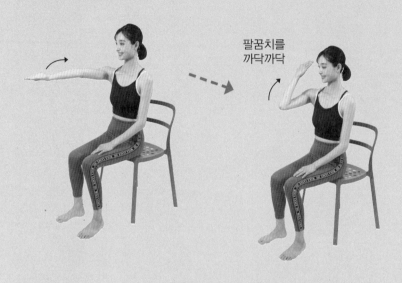

팔꿈치를
까닥까닥

- 손바닥을 위로 향하게 하고 앞으로 쭉 편다.

- 팔꿈치를 힘을 빼고 가볍게 까닥까닥 접는 동작을
  5회 반복합니다. 이 동작을 2세트 반복합니다.

4 어깨를 으쓱으쓱!

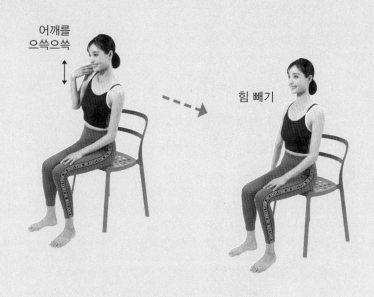

어깨를
으쓱으쓱

힘 빼기

- 손을 어깨 끝에 대고 어깨를 5회 '으쓱으쓱' 올렸다가 단숨에 '툭' 하고 힘을 빼면서 팔을 아래로 내린다. 이 것을 2세트 반복한다.

- 반대쪽도 **❶**번부터 **❹**번까지 동일하게 실시한다.

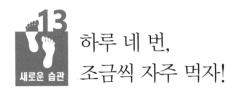

하루 네 번,
조금씩 자주 먹자!

우리 몸은 음식을 소화하는 데 많은 에너지를 사용합니다. 한 번에 많은 양을 먹으면 소화가 원활하지 않아 피로를 느끼게 됩니다. 몸이 피곤해지면 걷거나 활동하려는 의욕도 줄어들게 되죠. 외출도 귀찮아지죠.

특히 70세 이상으로 체중 증가가 우려되는 분들은 한번의 식사량을 절반으로 줄이고, 하루 네 번으로 나눠 식사해 보세요. 이때 하루 섭취 칼로리를 약 1,800kcal로 조절하면 몸에 가는 부담을 줄일 수 있습니다.

또한 목 점막을 보호하고 위를 깨끗하게 유지하기 위해 식사 전후에 찬 물이나 따뜻한 물을 마시는 습관을 들이는 것이 좋습니다. 소화가 잘 되는 음식을 선택하되, 때로는 단단한 음식을 씹어 입 주변 근육을 단련해 보세요.

소화가 잘되는 무른 음식이라도 여러 번 씹는 것이 습관이 되도록 노력해 보세요. 소화는 입에서부터 시작됩니다. 또 여러 번 오

래 씹으면 맛을 음미하게 되어 적은 양으로도 만족감을 느낄 수
있습니다. 가능한 한 오래 씹어 맛을 충분히 음미하며 천천히 먹
는 습관도 중요합니다.

식사 자세에도 신경을 써보세요.
발꿈치로 바닥을 단단히 딛고 등을
곧게 펴는 것이 좋습니다. 식탁 옆
에 거울을 두고 가끔 옆모습을 확
인하며 바른 자세를 유지하면 더욱
완벽합니다.

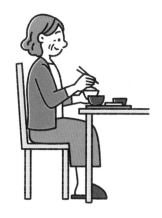

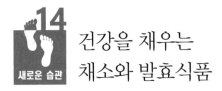

건강을 채우는 채소와 발효식품

해조류나 녹황색 채소는 매일 꾸준히 섭취하는 것이 건강에 좋습니다. 특히 건더기가 많은 청국장이나 된장국, 수프는 한 끼 식사로 든든하며 수분 보충에도 도움을 줍니다. 다만, 염분 섭취에 주의해야 합니다. 염분 섭취를 줄이기 위해 간은 심심하게 하는 것을 추천합니다.

채소는 시간이 지나면 지날수록 영양소가 점점 더 많이 파괴되므로, 신선할 때 바로 조리하는 것이 좋습니다. 예를 들어, 구입한 날에 채소 수프를 만들어 소분해서 냉동해 두면 바쁜 날에도 간편하게 활용할 수 있어 유용합니다.

장 건강을 위해 유산균이 풍부한 발효음식을 자주 섭취하는 것도 좋은 방법입니다. 청국장이나 김치 같은 전통적인 발효음식도 좋고, 요구르트도 좋습니다.

요구르트의 경우는 당분이 많은 것이 문제가 될 수 있으니 무가

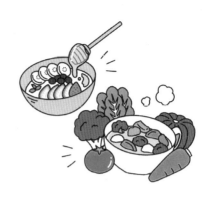

당 요구르트를 선택하시길 바랍니다. 여기에 제철 과일이나 꿀을
조금 더하면 맛도 좋아지고 영양도 풍부해집니다. 특히 식전에
먹으면 포만감을 높여 과식을 예방하는 데 도움이 됩니다.

　이렇게 건강한 식단을 실천하면 몸도 마음도 한결 가볍게 유지
할 수 있습니다.

고민과 걱정은 벗고
감사와 여유로 자유롭게

    나이가 들면서 자신이 할 수 있는 일이 줄어들면, '가족이나 주변 사람들에게 폐를 끼치고 싶지 않다'는 마음에 본심을 드러내기 어려워질 수 있습니다. 속에만 담아 놓는 일이 많아지죠. 그러나 참고 억누르는 것은 오히려 몸과 마음에 해가 될 수 있습니다. 고민을 속으로 삭이거나 감정을 누르면 심리적인 불안이 초래될 뿐만 아니라 몸에도 나쁜 영향을 미칩니다. 자세가 나빠지고 관절 건강에도 악영향을 미칠 수 있습니다.

    60세를 넘어서면, 자신의 몸과 마음이 보내는 진심의 소리에 귀 기울이고 편안하게 살아가야 합니다. 이제는 무엇보다 자신을 우선으로 생각하며 '이걸 하고 싶다'라거나 '이건 하고 싶지 않다'는 의사를 솔직하게 표현해도 괜찮습니다. 가족과 친구들 역시, 당신이 당신답게 솔직하고 건강하게 지내는 모습을 더 기쁘게 받아들일 것입니다.

    실제로 하고 싶을 일을 하는 사람은 활력이 있고 생기가 도는 것은 당연합니다. 그런데 60대 전후에 취미든 운동이든 하고 싶은 일을 찾아 하는 사람은 다른 세대보다 집중력과 활기가 더 높아진다는 연구결과도 있습니다. 그러니 나이 때문에 움츠러드는 마음을 이기고 작은 일이라도 하고 싶은 일을 찾아 하세요.

혹시라도 '내가 너무 자기 멋대로 행동한다고 생각하지 않을까?' 하고 걱정이 된다면, 감사의 마음을 잊지 않으면 됩니다. 누군가에게 도움을 받았을 때, 진심으로 '고맙다'는 말을 자주 전하면 상대방도 당신의 마음을 충분히 이해할 것입니다.

또 긍정적인 말을 입 밖으로 내는 것은 삶에 활력을 더하고 젊은 에너지를 불러옵니다. 매일 작은 행복을 찾아내고, 웃음으로 하루를 채우는 것이야말로 건강하고 행복하게 장수하는 비결입니다.

여행은 계획만으로도
가슴이 두근거린다

　얼마 전, 80대 친구 한 분이 해외여행을 다녀왔다며 기념품을 건네주셨습니다. 흥미롭게도 가족과 함께한 여행이 아니라, 또래 친구와 두 분이 떠난 여행이었다고 합니다. 그 이야기에 놀라면서도 한편으로는 깊은 감명을 받았습니다.

　고령의 나이에 해외여행을 즐기는 분들은 정말로 에너지가 넘치고 열정이 남다릅니다. 여행지에서는 관광하며 자연스럽게 많은 거리를 걷게 됩니다. 특히 '이국의 땅에서 넘어져 다치면 큰일이다!'라는 생각이 들다 보니 평소보다 더욱 주의를 기울이며 걷게 됩니다. 이런 신중한 마음가짐은 건강을 지키는 데도 큰 도움이 된다는 것을 새삼 깨닫게 됩니다.

　여행은 단순히 즐거운 시간을 보내는 것을 넘어 몸과 마음을 단련시켜 줍니다. 걸으면서 몸이 단단해지고, 계획을 세우고 예상치 못한 상황에 대응하는 과정에서 두뇌도 자연스럽게 활성화됩

나. 특히 '죽기 전에 꼭 보고 싶은 경치, 먹고 싶은 음식, 해보고 싶은 체험'이 있다면, 여행이라는 목표가 삶의 큰 원동력이 됩니다.

여행을 계획하고 가이드북을 읽으며 상상만 해도 기분이 좋아지고 의욕이 샘솟습니다. 여행을 떠나는 과정에서 생기는 기대감과 설렘은 삶의 새로운 활력을 불어넣습니다.

지금 마음속에 품고 있는 여행지가 있다면, 망설이지 말고 도전해 보세요. 그 과정이 곧 건강한 삶의 비결이 될 것입니다.

다리 안쪽을 단련하는 게걸음 걷기

안쪽 근육을 단련하고 뒤틀림을 막는다!

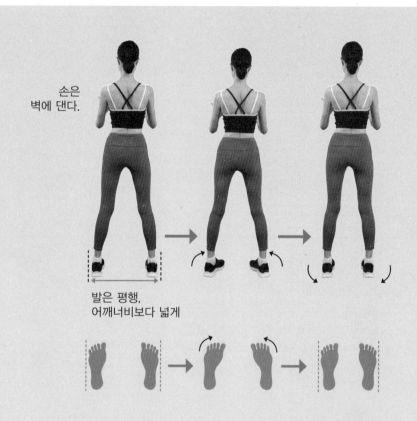

손은
벽에 댄다.

발은 평행,
어깨너비보다 넓게

• 벽에 손을 대고 서서 다리를 어깨너비보다 넓게 벌리고 두 발을 평행하게 놓는다.

• 발 앞쪽을 살짝 움직여 안쪽으로 기울인 후, 발꿈치를 살짝 움직여 양쪽 발을 평행으로 놓는다.

144

- 게걸음 걷기는 서서 하는 간단하고 효과적인 운동입니다. 운동습관을 들여 강도를 조금씩 높이고 싶은 분들, 또는 여행을 준비하며 체력을 길러야 하는 분들께 추천합니다. 바른 자세를 유지하며 이 운동을 하면 예상보다 많은 운동량을 소화할 수 있습니다.

동영상 보기!

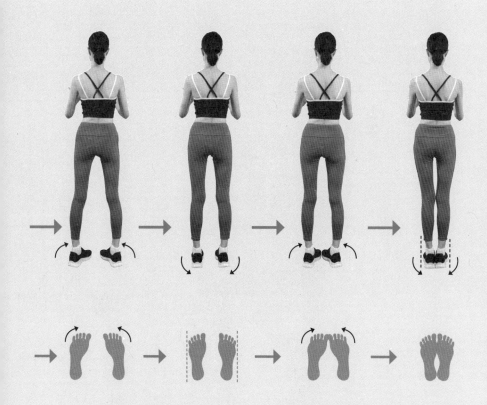

- 선 자세로 하면 발꿈치가 안쪽으로 들어가기 더 쉬우니 신경 쓰자!

- 이 움직임을 반복하여 마지막에는 양쪽 발을 딱 붙이고 발바닥으로 '꾹' 바닥을 딛는다.

발꿈치 올리고 스쿼트

항중력근을
효과적으로 단련한다!

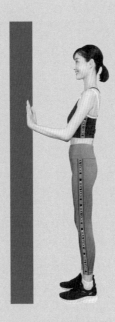

손을 벽에 대고
준비한다.

다리는
어깨너비보다 넓게

- 벽 앞에 서서 손은 벽에 대고, 다리는 어깨 너비보다 넓게 벌리고 두 발을 평행이 되 게 한다.

- 일반적인 스쿼트는 강도가 높고 허벅지 앞쪽 근육만 단련되기 쉬워 넘어지기 쉬운 체형이 될 수 있습니다. 하지만 발꿈치를 올리는 스쿼트는 굽혔다 펴는 간단한 동작으로 진행할 수 있어 자세를 유지하기 쉽고, 항중력근까지 효과적으로 단련할 수 있습니다.

동영상 보기 !

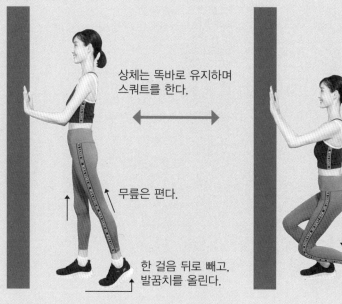

상체는 똑바로 유지하며 스쿼트를 한다.

무릎은 편다.

한 걸음 뒤로 빼고, 발꿈치를 올린다.

발꿈치를 올린 채 무릎만 구부린다.

- 한쪽 발을 한 걸음 뒤로 빼고, 뒤로 뺀 발의 뒤꿈치를 올려 발가락과 발가락 밑부분만 바닥에 딛는 자세를 취한다.

- 무릎을 굽혔다 펴는 동작을 천천히 반복합니다. 벽에 기대지 않고 가볍게 지탱하는 정도로만 한다. 3회 반복한 후, 발을 바꿔서 다시 3회를 실시한다.

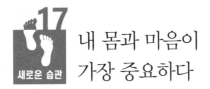

내 몸과 마음이
가장 중요하다

제가 인생의 선배로 여기는 분이 있습니다. 맘에 새길 좋을 말씀을 많이 해주시는 분인데, 이런 말도 해주셨습니다. "사람의 몸은 5년마다 변화한다."고 합니다.

정말 그런 것 같습니다. 60세를 넘기면 그 변화가 더욱 뚜렷하게 느껴집니다. 5년마다 한번씩 되돌아보며 몸뿐만 아니라 마음의 상태도 점검해 보는 것은 어떨까요?

60세가 되면 이 나이를 건강하게 맞이한 것에 감사하고 다시 한번 건강에 대해 생각하고 실천할 기회입니다. 65세, 70세, 80세로 나이를 먹어가면서 살아 있다는 것조차 '당연한' 일이 아니라는 걸 깨닫게 됩니다. 하루하루가 '당연하지 않은' 기적처럼 소중합니다. 그런 소중한 날을 보내며 몸을 지탱해 주는 근육, 뼈, 장기, 혈관에 감사하게 됩니다.

누구에게나 오랜 세월 함께 해온 수많은 사람들이 있을 겁니다. 가족이나 친구, 직장 동료, 이웃, 취미생활을 함께하는 동호인 등 고마운 사람도 많습니다. 그래서 늘 그들에게 고마워하고 그들을 배려하면서 살아왔을 겁니다.

주변 사람들을 배려하는 마음은 중요합니다. 하지만 지금 제가 강조하고 싶은 것은 무엇보다 먼저 '나는 정말 대단해!'라고 자신을 칭찬하고 자신을 우선하는 마음을 갖자는 것입니다. 스스로에 대한 존중과 배려가 건강을 유지하는 데 가장 중요합니다.

감사하는 마음은 말로 표현하는 것이 좋습니다. 자기 자신을 돌보고 몸에 감사하는 마음 역시 반드시 말로 표현하는 것이 중요합니다. 하루를 마칠 때, "오늘도 무사히 잘 자겠다! 고마워."라고 마음을 담아 외쳐 보세요.

매일
최대한 즐기자!

나이가 들면 '예전에는 할 수 있었는데 이제는 못 한다'는 생각에 자꾸 집중하게 됩니다. 그러나 할 수 없어진 일에만 신경 쓰기보다는, 여전히 할 수 있는 일과 오늘부터 시작할 수 있는 일에 눈을 돌리는 것이 훨씬 더 삶을 풍요롭게 만듭니다.

매일 '나를 기쁘게 할 수 있는 것 5가지'를 생각하고, 하나씩 실천해 보는 습관을 길러보세요. 그 중에서 자신이 몰두할 수 있는 취미를 찾을 수도 있습니다. 인생의 의미를 찾으면 사람은 금세 에너지를 되찾게 됩니다.

다른 사람들과 교류할 수 있는 계획을 세운다면 더 좋습니다. 식사 모임이나 음악회, 영화, 미술관 등으로 외출할 기회가 생기면 자연스럽게 걷거나 멋을 부릴 기회도 늘어납니다. 걷는 것만으로도 몸이 정돈되며, '다음에는 이런 것도 해보고 싶다'는 의욕이 저절로 생깁니다.

노래, 마작, 골프, 공예, 그림, 서예 등 지금부터 시작할 수 있는 흥미로운 활동은 낳습니다. 자신이 진심으로 '즐겁다'고 느낄 수 있는 장소와 시간을 찾아보세요.

발꿈치 운동의 최종 목표는
'몸통을 바르게 유지해서
평생 자기 힘으로 걷는 것'입니다.
마지막 날까지
건강하고 행복하시길 바랍니다.